rororo

ELENA MÜLLNER, Jahrgang 1989, studierte nach dem Abitur Medizin. Desillusioniert von den ersten Jahren als Unfallchirurgin, beschloss sie während ihrer Elternzeit, die sozialen Medien zu nutzen, um jungen Müttern und Frauen allgemeines medizinisches Wissen auf Augenhöhe zu vermitteln. Mit der festen Überzeugung, dass sie mehr Menschen erreichen und helfen kann, wenn sie ihre Zeit und Energie auf die Arbeit in den sozialen Medien konzentriert, verließ sie die klassische Karriereleiter, gab ihren Job als Unfallchirurgin auf und gründete ein eigenes Unternehmen. Sie lebt mit ihrer Tochter im Norden von Bayern.

ELENA MÜLLNER

i know i can

Warum mutig besser als perfekt ist

ROWOHLT
TASCHENBUCH VERLAG

Originalausgabe
Veröffentlicht im Rowohlt Taschenbuch Verlag,
Hamburg, Dezember 2022

Covergestaltung zero-media.net, München
Coverabbildung FinePic®, München
Satz aus der Proforma bei Dörlemann Satz, Lemförde
Druck und Bindung CPI books GmbH, Leck
ISBN 978-3-499-00728-6

Die Rowohlt Verlage haben sich zu einer nachhaltigen Buchproduktion verpflichtet. Gemeinsam mit unseren Partnern und Lieferanten setzen wir uns für eine klimaneutrale Buchproduktion ein, die den Erwerb von Klimazertifikaten zur Kompensation des CO_2-Ausstoßes einschließt.
www.klimaneutralerverlag.de

FSC
www.fsc.org
MIX
Papier | Fördert gute Waldnutzung
FSC® C083411

Inhalt

Für Leah –
meine Liebe, mein Leben, mein Licht.

Vorwort

Viele Jahre lang war mein Leben von dem Drang bestimmt, alles richtig, alles perfekt machen zu wollen. Ich spürte einen erstickenden Druck, der mir die Luft zum Atmen nahm und mir zwar scheinbar Erfolg, aber auch allumfassende Traurigkeit bescherte. Jeden Tag erwartete ich Höchstleistungen von mir, bloß niemals mittelmäßig sein, auf die kleinen Freuden des Alltags verzichten, die Augen fest auf das nächste Ziel gerichtet voranhasten, schnell, schnell, immer weiter. Das war mein Leben, schon seit ich mich erinnern kann. Der unbedingte Wunsch, alles perfekt machen zu wollen, war essenzieller Bestandteil meiner selbst.

Aber niemand ist perfekt. Ganz besonders ich nicht. Und inzwischen habe ich nicht mehr das Bedürfnis, perfekt sein zu wollen oder mich darum zu bemühen, den Anschein zu erwecken. Den Mut zu finden, vom Streben nach Perfektion und Optimierung abzuweichen, mich frei zu machen von den Erwartungen und Meinungen anderer und mein Leben möglichst frei und unbeschwert zu gestalten – das habe ich für mich entschieden. Jetzt ist es mein Ziel, auch anderen den Druck zu nehmen, perfekt sein zu müssen.

Viele Frauen trauen sich auch in diesen Zeiten noch zu wenig zu oder haben Angst zu versagen. Das möchte ich ändern. Es ist nicht einfach, das eigene Potenzial auszuschöpfen, sich unabhängig zu machen und auf sich selbst zu hören. Frauen und Männer, vor allem aber Frauen, müssen sich auch heute noch mit unzähligen gesellschaftlichen Erwartungen auseinandersetzen: Wie ein gelungenes Leben auszusehen hat, wie der scheinbar perfekte Lebensweg verläuft – all das scheint vorgegeben und klar umrissen und wirkt so laut und unnachgiebig auf uns ein, dass bisweilen der Eindruck entsteht, jedes Abweichen von dieser Autobahn des Lebens sei gefahrvoll, berge das Potenzial des Versagens. Als gebe es keine Seiten- und Nebenwege.

Manchmal mag es im Angesicht dieser Erwartungen ausreichen, die Perspektive zu ändern oder tief in sich hinein- und auf das eigene Herz zu hören, um freier zu werden. Manchmal helfen nur radikale, umfassende Veränderungen. Meistens erfordert es verdammt viel Einsatz: Strukturelle Benachteiligungen wollen überwunden werden oder – ganz im Gegenteil – die Realität akzeptiert. Aber Frieden mit sich selbst und den Dingen zu schließen, die man nicht ändern kann, und trotzdem ganz und gar das Leben zu genießen und nach den eigenen Vorstellungen zu leben – das ist so viel mehr wert als Perfektion und das Erfüllen gesellschaftlicher Erwartungen.

Allerdings erfordert es eben Mut, den scheinbar sicheren Weg zu verlassen und auf die eigene Intuition und innere Stimme zu hören. Aber der Glaube an sich selbst ist eine unerschöpfliche Ressource, die jeder Mensch für sich erschließen kann und auf die ich mich immer wieder besinne.

I KNOW I CAN! Du auch?

i
learn

Eingeübte Gewohnheiten, die haben wir alle, oder? Man ist in seinem täglichen Trott, hat seine Routinen, Listen und Pläne, und irgendwie ist das ja auch alles gut so. Es funktioniert. Auch bei mir lief lange alles nach einem wohlsortierten Plan. Was ist mein Ziel? Wie komme ich dahin? Und dann durchziehen – ohne Wenn und Aber. Ich stand jeden Morgen auf und fand mich wieder und wieder in einem Meer aus Erwartungen, Leistungsdruck und totaler Erschöpfung wieder. Seit Jahren ging das so. Erst in der Schule, im Studium und dann im Berufsleben. Im Krankenhaus wurden immer 150 Prozent erwartet, und Pausen waren etwas für Anfängerinnen. Zu Hause verlängerte sich dieser Anspruch und Druck nur. Es war kaum mehr Platz fürs Träumen und Genießen. Ich war wie gefangen in einem Hamsterrad aus Erwartungen, das ich durch meinen Drang zur Perfektion immer schneller drehte, während ich selbst immer erschöpfter und ausgelaugter war und mich wie eingesperrt fühlte. Denn wer alles immer perfekt machen möchte, muss maximal organisiert sein. Von klein auf hatte ich gelernt, dass man nur dann erfolgreich sein kann, wenn man immer über seine Grenzen hinausgeht und sich selbst hintanstellt. Und bis dahin hatte ich dieses Denkmuster nie hinterfragt. Selbst meine Schwangerschaft war das Ergebnis minutiöser Planung und präziser Umsetzung.

Ich hatte längst bemerkt, dass es mir nicht mehr gut ging, dass ich unzufrieden, ja unglücklich war, aber wie weit ich mich von mir selbst entfernt hatte, wurde mir erst während der Entbindung meiner Tochter klar, die all die Angst, den Ärger und das Gefühl, wie eingeklemmt und eingesperrt zu sein, ans Licht brachte. Es brauchte eine große Veränderung, um da wieder rauszukommen. Manchmal kommen solche Veränderungen schleichend, ein Erkenntnisprozess setzt ein, und wir bemerken Moment für Moment, dass wir etwas tun müssen, dass es so nicht weitergeht, dass etwas anders werden muss. Bei mir kam diese Erkenntnis wie eine Welle mit den Wehen über mich. Meine Entbindung war der größte Kontrollverlust, den ich mir jemals hätte vorstellen können. Körperlich und auch mental. Ich war immer ehrlich, was meine persönliche Geburtserfahrung betrifft, denn ich finde, Frauen schulden es einander, aufrichtig zu sein. Jede Geburt ist anders, und ich weiß, dass einige Frauen auch ohne Schmerzen und in purer Glückseligkeit entbinden. Bei mir lief es allerdings anders. Nichts an meiner Entbindung war perfekt, und nichts lief so, wie ich es wochenlang zuvor mit gewohnter perfektionistischer Methode geplant hatte. Die Geburt meiner Tochter verlief unglaublich schnell, schneller, als es gut war für meinen Körper, schneller, als ich es gedanklich in dem Moment hätte fassen können.

Mein Mann und ich waren noch keine Stunde im Krankenhaus, als meine Fruchtblase platzte und ich mit Presswehen in den Kreißsaal gebracht wurde. Als ich splitternackt, weil jede Berührung an meinem Körper mich komplett irritierte, die nächste Wehe erwartete, sagte ich zu meinem Mann: «Ich will so nicht weiterleben.» Und dann noch: «Ich will nicht sterben.» Der Arme war natürlich verstört, aber ich selbst sah so klar wie noch nie: Dieses Kind wollte leben, es wollte raus und bahnte sich ohne Rücksicht auf Verluste seinen Weg. Und ich wollte das auch. Ich wollte mein Leben leben, mir meine Träume erfüllen und frei sein, so frei wie in jenem völlig enthemmten und vulnerablen Moment. Es war keine Bilderbuchgeburt und nichts, was ich gerne erneut erleben möchte. Aber es war unglaublich wichtig für mich, genau diese angsteinflößende, unplanbare Erfahrung zu machen. Niemals hätte ich mir vorstellen können, in einen körperlich und seelisch derart fordernden Zustand zu geraten. Ich möchte dieses Erlebnis nicht romantisieren, und es ist wohl ein von der Natur eingerichteter Selbstschutz, dass ich daraus für mich etwas Positives ziehen konnte. Denn ich verlor viel Blut, und es ging viel kaputt. Alle, die selbst einmal betroffen waren, wissen genau, wovon ich spreche. Aber jener Moment der absoluten Enthemmung öffnete mir auch die Augen. Es war mir völlig egal, wer mich so sah, es war mir völlig egal, wie laut ich war, es war mir völlig egal, ob andere denken würden, ich sei schwächlich oder verrückt, weil ich mir die Seele aus dem Leib schrie. Auch die unsagbaren Schmerzen waren mir in diesem Moment völlig egal. Im Gegenteil. Es war heilsam, all die Wut, Angst und Verzweiflung aus 28 Jahren Frausein hinausschreien und intensiv spüren zu können. Da half es auch nicht, dass die Hebamme ständig «Bitte leiser tönen» in mein Ohr flüsterte. Ich schrie alles raus. Die Welt sollte hören, welchen Schmerz ich in meinem Leben erlitten hatte. Ich wollte all das loswerden, ehe ich meine Tochter in den Armen hielt. Sie sollte anders aufwachsen als ich. Das schwor ich mir.

Mit jeder Wehe, die kam, wuchs der Schmerz in mir an. Und es war nicht nur die Geburt. Es waren all die Momente, in denen man mir gesagt hatte, ich würde etwas nicht schaffen, ich wäre zu schwach, ich sei nicht mutig genug oder dass etwas sowieso nicht klappen würde. Es war der Schmerz der Demütigung, dass ich dem so lange nichts entgegensetzen konnte. Dass ich längst wusste, wie sehr ich mir selbst seit Jahren schadete. Es war der Schmerz, dass ich gegen den Sexismus in meinem Beruf als einzelne Frau einfach keine Chance hatte. Und es war der Schmerz über jede erfahrene sexuelle Belästigung, die ich als Frau ohne Konsequenzen für den Täter ertragen musste. Es war der Schmerz über die unzähligen Male, die ich etwas nicht getan hatte, ob aus Angst davor zu versagen oder aus Scham. All dieser Frust und die Wut kochten in mir hoch.

Schaut mich an! Schaut an, was mein Körper kann! Was mein Wille bewegt! Ich schaffe gerade Leben!

Ich weiß, dass jede Geburt anders ist, und ich möchte auch auf keinen Fall eine Spontanentbindung als die ultimative Erfahrung der Weiblichkeit darstellen. Man braucht Mutterschaft nicht, um eine vollwertige Frau zu sein, und bei der Art und Weise, wie man Mutter wird, gibt es in meinen Augen auch kein Besser oder Schlechter. Für die eine Frau ändert sich mit einer Entbindung alles, und für die andere ist es keine transformative Erfahrung. Und das ist völlig okay! Wie immer im Leben sind Erfahrungen individuell. Manch eine erlebt diesen Moment früher in ihrem Leben, manch eine sehr viel später und andere auch nicht. Für mich war es einer der wichtigsten Momente in meinem Leben und ein ganz besonderer Wendepunkt.

Nach der Entbindung fühlte ich mich unbesiegbar. Ich fühlte mich so stark und selbstbewusst wie nie zuvor. Auf dem

Weg nach Hause hielt ich meinen Bauch, als könnten plötzlich all meine Organe herausfallen. Wo zuvor mein Baby sicher geborgen war, klaffte nun ein ungewohntes Nichts. Meine Haut hing schlaff und traurig an meinem Körper, und ich fühlte mich wie ein menschlicher Wackelpudding. Und dennoch: In meinem Kopf war ich so klar und fest, wie ich es davor nie gewesen war. Niemand darf mich jemals wieder demütigen. Ich werde niemals mehr etwas tun, das meinen innersten Prinzipien und Werten widerspricht, und ich werde mich nie mehr für meinen Körper oder wie er aussieht schämen! Ich hatte einen echten Menschen geschaffen, monatelang auf dem Boden des Badezimmers gelegen und mir die Seele aus dem Leib gekotzt und gerade einiges an Blut verloren. Und dennoch saß ich im Auto und hielt meinen geflickten und blutigen Körper wie eine Trophäe. Ich war so stolz auf diesen Körper und welche enorme Stärke er gezeigt hatte.

An diesem Tag wurde mehr als ein Mädchen geboren. Da war das kleine Mädchen, das ich im Arm hielt und das ich schon jetzt über alles liebte, und da war das Mädchen, das endlich wieder in mir aufgeblüht war und sich lautstark zu Wort meldete. I am woman, hear me roar! Auf eindrückliche Weise war mir klar geworden, dass das Leben ein unerklärliches Geschenk ist, und ich wollte keine weitere Sekunde damit vergeuden, es nicht genau so zu leben, wie ich es leben wollte.

Glaub nicht alles, was du denkst

Nach diesem aufregenden Nachmittag im Kreißsaal saß ich nur wenige Stunden später wieder auf der Couch in unserem Wohnzimmer. Im Krankenhaus hatte ich mich zwei Stunden zusammenflicken lassen. Fest entschlossen, trotz der schweren Geburt direkt wieder nach Hause zu gehen. ALLES NACH PLAN! Wenn schon nicht die Geburt so verlaufen war, wie ich es wollte, dann doch wenigstens, dass ich nur ambulant versorgt wurde. Mein Mann fand das verständlicherweise gar nicht gut und hätte mich lieber sicher aufgehoben im Krankenhaus gewusst. Aber mein Kopf rauchte. Da war dieses kleine, besondere Menschlein, das mich mit seinen großen blauen Augen ansah, als hätte ich die Antworten auf all die schweren Fragen des Lebens. Unglaublich, dass ich bis vor wenigen Stunden fest entschlossen war, nach dem Mutterschutz wieder arbeiten zu gehen. Ich war so von meinem eigenen Leistungsdruck besessen, dass ich tatsächlich überzeugt gewesen war, nach wenigen Wochen wieder Vollzeit zu arbeiten. Versteh mich nicht falsch: Jede Frau sollte diese Wahl ganz frei treffen und sich nicht um gesellschaftliche Erwartungen oder durch das private Umfeld beeinflussen lassen – das ist eine zutiefst persönliche Entscheidung. Mir wurde nach der Entbindung klar, dass meine Priorität ab sofort eine andere war, als ich es erwartet hatte. Und ich hätte mir vorher nie auch nur im Ansatz ausmalen können, wie egal mir alle Karriereziele plötzlich waren. Es war an der Zeit, mich auf meine emotionale Seite zu konzentrieren und zu erforschen, wie ich an diesen Punkt gekommen war. Könnte ich mich neu erfinden?

Ich ging also in mich: Wie war es geschehen, dass ich als gut ausgebildete und ehrgeizige Frau zwar beruflich erfolgreich, aber todunglücklich und wie fremdbestimmt durch mein Leben ging? Warum hatte ich so verbissen ein Ziel verfolgt, von dem mir nun klar war, dass es mich auch nicht glücklicher machen würde? Woher kam dieses unnachgiebige Streben nach Perfektion und dieser Wunsch, um jeden Preis Erwartungen erfüllen zu wollen? Nach meiner Entbindung nahm ich mir Zeit, um herauszufinden, was mich tagtäglich bewegte und antrieb. Ich wollte so nicht weiter durchs Leben rennen und verpassen, was rechts und links passierte. Ich hatte erkannt, dass ich so von Zwängen und Fremdbestimmung beeinflusst war, dass ein einfaches Kürzertreten niemals ausreichen würde. Also begann ich, darüber nachzudenken, welche Gedanken am häufigsten durch meinen Kopf schwirrten. Im Prinzip bestimmten die folgenden verinnerlichten Sätze mein Leben:

~ Mach immer alles richtig.

~ Mach immer alles besser als andere.

~ Gehe keine unnötigen Risiken ein.

~ Wage es nur, wenn du wirklich gut darin bist.

- Blamiere dich nicht.
- Die Welt ist gefährlich, gehe immer vom Schlimmsten aus.

Als ich diese Sätze schwarz auf weiß vor mir sah, war ich tief betroffen. Waren das wirklich MEINE Prinzipien im Leben? Die Maximen, nach denen ich mein Leben gestalten wollte? Fühlte ich mich mit ihnen frei? Erfüllt? Glücklich? Wollte ich das Leben und die Welt aus dieser Perspektive sehen? Nein, absolut nicht!

Kommt dir das vielleicht auch bekannt vor? Wir Menschen leben nach verinnerlichten Glaubenssätzen, die hilfreich, aber auch hinderlich sein können. Glaubenssätze üben dabei einen großen Einfluss auf unser Leben aus. Schon in der frühen Kindheit nehmen wir Menschen Werte und Normen in uns auf. Gerade in jungen Jahren hinterlassen Eltern oder andere enge Bezugspersonen ihre Spuren. Wer zum Beispiel viel Liebe und Zuneigung erfahren hat, nimmt sich selbst als liebenswert wahr: «Ich bin liebenswert.» Wie schön ist es, mit dieser Überzeugung durchs Leben gehen zu können? Aber auch Sätze wie «Brave Mädchen tun so etwas nicht» können sich in unserem Denken verankern. Später sind es vielleicht die Sätze unserer Lehrer*innen wie: «Du hast einfach kein Talent», oder auch von Freund*innen: «Wenn du nicht mitmachst, bist du ein Loser», die ihre Spuren hinterlassen. Manche dieser Glaubenssätze lehrte man uns ganz bewusst, und andere haben wir aus unserem Umfeld aufgenommen, und selbst ein beiläufiger, unbedachter Satz kann uns bis in unser Erwachsenenalter hinein begleiten oder verfolgen.

Leider funktioniert das Unbewusste des Menschen auch

noch so, dass es diese Glaubenssätze bestätigt sehen will: «War doch klar, dass das nichts wird, ich bin einfach nicht gut genug.» Scheitern wird dann als Bestätigung negativer Grundannahmen über sich selbst wahrgenommen. Ist das nicht verzwickt?

Auf diese Weise brennen sich dann nämlich Überzeugungen, die wir von anderen über uns selbst lernen, förmlich in uns ein. Glaubenssätze – ob hilfreich oder hinderlich – sind also tief verankerte Annahmen über uns selbst und die Welt, in der wir leben. Sie sind die Essenz aller unserer bisherigen Lebenserfahrungen. Deswegen ist es so wichtig, die eigenen Glaubenssätze zu hinterfragen und zu kontrollieren, ob sie wirklich wahr sind und ob sie mit den eigenen Werten übereinstimmen. Durch kritisches Reflektieren kannst du bisher unbekannte Erkenntnisse über dich selbst gewinnen und dich frei machen. Denn bist du durch negative Glaubenssätze schon vor einer gewollten Veränderung von deren Scheitern überzeugt, wird es vermutlich ganz genau so kommen. Wer glaubt, etwas nicht zu schaffen, behält leider meistens recht damit.

Meine hinderlichen Glaubenssätze führten dazu, dass ich ständig unrealistischen Erwartungen hinterherhechelte und andauernd unter Druck stand. Lange Zeit dachte ich, sie würden mich vor Enttäuschungen und Gefahren schützen, aber stattdessen manifestierten sie sich als Muster, die mich blockierten und in meiner Entwicklung einschränkten. Ich verließ mich nicht auf meine Intuition, sondern arbeitete Pro-und-Kontra-Listen ab, um Entscheidungen zu treffen, immer mit der Angst im Nacken, etwas falsch zu machen. Schützt dich dein Glaubenssatz also tatsächlich, oder schränkt er dich und deine Selbstverwirklichung ein?

Genau diese Fragen habe auch ich mir gestellt und anschließend radikal ausgemistet.

Allerdings ist das Schöne an Glaubenssätzen auch, dass sie umgekehrt genauso funktionieren. Positive Glaubenssätze führen nämlich dazu, dass wir uns stark und selbstwirksam fühlen. Unser Unterbewusstsein wird auch dann alle Geschehnisse und Aussagen anderer so interpretieren, dass sie zu unserer Vorstellung von uns selbst passen. Sind wir also überzeugt davon, dass wir etwas können oder uns den Versuch zumindest zutrauen, dann stehen unsere Chancen gleich viel besser.

Ich hatte es also in der Hand, mein Schicksal zu ändern. ICH konnte diese alten Muster ablegen. Es galt, mich selbst besser kennenzulernen. Ich war neugierig auf das Mädchen, das sich während der Entbindung so lautstark in mir zurückgemeldet hatte, und ich wollte, dass es noch lauter würde, dass es aufblühte und sich entfaltete, statt sich wieder zu verstecken. Ich brauchte dafür nicht die Bestätigung anderer Menschen. Ich brauchte MICH – und zwar auf meiner Seite. Ich wollte meine innere Einstellung zu mir selbst und zur Welt verändern. Und niemand würde mich stoppen! Für mich war der erste Schritt zu mehr Mut und Veränderung, mich selbst besser kennenzulernen und all die Annahmen zu hinterfragen, die ich für meine Überzeugungen und Wahrheiten hielt, die negativen und entmutigenden auszumisten oder umzuformulieren und die starken, positiven Glaubenssätze in mein Herz aufzunehmen. Denn ich erinnerte mich an dieses kleine, herzensfrohe, mutige Mädchen, das ich einmal war. Das Mädchen, das laut pfeifend auf Bäume geklettert und mehr als nur einmal spektakulär heruntergefallen war. Das Mädchen, das den bösen

Jungs an den Ohren zog und keine Angst davor hatte, auch mal richtig dämlich auszusehen, wenn sie beim Kirschkernweitspucken alles gab. Es gibt da dieses Foto von mir: Kurze Latzhose, meine Haare zu einem wilden Dutt gebunden und ein freches Grinsen im sommersprossigen Gesicht, lehne ich mich darauf an meine Kumpels – bereit für jeden Unfug und jedes große Chaos. Genau zu diesem Lebensgefühl wollte ich wieder kommen. Ich wusste, es würde dauern und viel Kraft erfordern, aber das war es mir wert. Ich habe dir hier Schritt für Schritt aufgeschrieben, wie ich es damals angegangen bin. Lass dir Zeit. Dein Ziel sollte es sein, dich selbst besser kennenzulernen. Weniger Erwartungen und mehr Gelassenheit! Du schaffst das!

Schritt 1: More than words

Dieser Schritt scheint offensichtlich, aber am Anfang fiel es mir gar nicht so leicht, ihn zu tun. Ich war so in meinen eigenen Mustern gefangen, dass es mir schwerfiel auseinanderzuhalten, welche Glaubenssätze von mir stammten und welche nicht.

Mach bloß nichts falsch, dann lass es lieber!

War das etwas, das ich als Erkenntnis aus einer Erfahrung geschlossen hatte, oder war das die auf mich projizierte Angst vorm Scheitern meines Vaters? Mir hat es geholfen, in meinen alten Tagebüchern zu lesen. Falls du keines hast, kannst du anfangen, ein Journal zu führen. Höre täglich in dich hinein, etwa wenn du angespannt oder gestresst oder verärgert bist und unter Druck gerätst, und schreibe auf, was dir durch den Kopf geht. Negative Glaubenssätze beinhalten oft

Verallgemeinerungen oder erscheinen absolut. Daran kann man sie recht leicht erkennen. Hier ein paar Beispiele aus verschiedenen Lebensbereichen, die deinem persönlichen Glück und Erfolg im Wege stehen können:

~ Nur wenn ich Leistung erbringe, werde ich geliebt.

~ Ich bin nicht hübsch.

~ Ich darf keine Fehler machen.

~ Ich habe kein Talent.

~ Ich habe mein Leben nicht im Griff.

~ Ich bin einfach ein Pechvogel.

~ Ich mache andere Menschen unglücklich.

~ Fremde wollen mir Böses.

~ Ich bin zu alt, um noch etwas zu verändern.

~ Mit meinem Körperbau geht das nicht.

~ Nur Geld macht glücklich.

~ Das kann ich nie erreichen.

~ Ich halte das eh nicht durch.

Vielleicht hast du ein paar der obigen Sätze wiedererkannt, oder du hast bemerkt, dass deine Glaubenssätze ganz ähnlich klingen. Nimm dir ein Blatt Papier und schreibe auf, welche Glaubenssätze dir in den Sinn kommen, wenn du beispielsweise an die zurückliegende Woche denkst. Gab es Situationen, in denen du mutlos, traurig oder gestresst warst? Was ging dir in diesen Momenten durch den Kopf? Manche Menschen erleben solche gedanklichen Muster, besonders wenn sie mit bestimmten Personen zusammen sind, etwa mit ihren Eltern, ihrem/ihrer Partner*in oder mit Kolleg*innen. Du kannst deine persönliche Liste immer weiter ergänzen, wenn dir in einer bestimmten Situation ein solcher Satz auffällt.

Vergiss nicht, wo Schatten ist, ist auch Licht! Schau nicht nur auf die Glaubenssätze, die dich ausbremsen, schau dir auch ganz besonders gut an, was dich auf positive Weise antreibt und ermutigt. Solche Sätze lassen dich aufleben, sie kommen dir in den Sinn, wenn du dich stark fühlst, wenn es dir gut geht, du in deinem Element bist und du dich einfach rundum wohlfühlst.

Sollte dir das Finden positiver Glaubenssätze schwerfallen, macht das gar nichts. Oftmals sind die kritischen Stimmen in uns so viel lauter als unsere ureigene liebevolle Stimme, dass man die kritischen erst Stufe für Stufe herunterregeln muss. Das geht nicht von heute auf morgen, aber es lohnt sich dranzubleiben. Horche in dich hinein. Ich bin mir sicher, dass du mindestens einen positiven Glaubenssatz in dir findest. Mir fiel es auch nicht leicht, und ich hatte sehr laute, sehr negative Stimmen anderer Menschen in mir. Aber ich glaube fest daran, dass in jeder von uns ein starkes, ungehemmtes Mädchen flüstert, das nur darauf wartet, endlich lauthals schreien zu dürfen.

Hast du den Zettel schon geholt? LOS! Hol dir dein Lieblingsgetränk, leg deine Lieblings-Playlist auf, und wenn du es fühlst, dann gönn dir eine Sixty Seconds Dance Party zur Einstimmung. Du bist eine starke Frau, in der so viel Potenzial steckt. Gib nicht auf, bevor du angefangen hast! Geh in dich und finde die guten und schlechten Glaubenssätze. Ich habe am Ende des Kapitels noch ein paar Ideen für dich, falls dir gar nichts einfallen sollte. Aber nachdem wir ja üben wollen, unsere eigene Stimme zu hören und unserer eigenen Intuition zu trauen, ist es auch mal wichtig, dass du es vorerst für dich versuchst. Trust me!

Schritt 2: Is this just fantasy?

Nicht nur Freddie Mercury hat sich diese Frage gestellt, auch du solltest regelmäßig auf sie zurückkommen: Ist das wirklich wahr? Glaubenssätze tun oft so, als wären sie unumstößliche Wahrheiten, sind sie aber gar nicht. Also unterziehe sie im nächsten Schritt einem Faktencheck. Es ist ganz einfach:

Woher stammt dieser Glaubenssatz?

«Das schaffst du eh nicht, dafür bist du viel zu sensibel.» Ein Satz, der sich in mein Gehirn eingebrannt hatte. Ich selbst hatte den Gedanken nie und hätte Sensibilität auch niemals als Schwäche wahrgenommen. Er kam aber aus dem Mund einer wichtigen Bezugsperson, und somit hielt ich ihn lange für meine Wahrheit. Die erste Erkenntnis war also: Das sind nicht meine Gedanken! Sei nicht zurückhaltend, wenn es ans Zuweisen fremder Glaubenssätze geht. Wenn der Gedanke sicher nicht dir selbst entspringt, dann blame it on the others. Das ist vollkommen okay und notwendig.

Entspricht dieser Gedanke den Tatsachen?

In meinem Fall war diese Frage ziemlich leicht zu beantworten: NEIN! Habe ich Gegenbeweise? JA! Sensibel zu sein, hat nichts mit Unvermögen zu tun. Feinfühligkeit ist in ganz vielen Bereichen von Vorteil. Sie lässt uns wichtige Details besser wahrnehmen, und Empathie ist die Basis eines jeden Miteinanders. Egal ob mit Kolleg*innen, Freund*innen, Familie oder Fremden. Es ist genau diese soziale Intelligenz, ohne die keine Beziehung funktionieren kann. Wenn ich etwas also besonders gut schaffe, dann WEIL ich sensibel bin.

Wenn du den Tatsachen-Check machst und dir unsicher bist, weil du deinem eigenen Urteil nicht traust, dann ist es übrigens auch mal okay, andere zu fragen und eine andere (wenn auch vielleicht nicht objektivere) Meinung einzuholen.

Was bringt es mir, an diesem Satz festzuhalten?
Zu glauben, dass ich durch meine sensiblen Züge etwas weniger gut machen könnte, war offensichtlich schwachsinnig. Bisher hatte ich oft an mir selbst gezweifelt, wenn mir bei der Arbeit im Angesicht von tragischen Schicksalen und Todesumständen die Tränen kamen. Oder auch wenn ich Angehörige in den Arm nahm und meine Kolleg*innen genervt die Augen verdrehten. Ich dachte, das sei unprofessionell. Nun war mir endlich klar, dass ich diesem Satz keinen Glauben schenken musste. Empathie machte mich zu einer besseren Ärztin, und ich wollte mich nie mehr dafür schämen. Möglicherweise hinterfragst du gerade einen Glaubenssatz, der dich zwar hemmt, aber auch schützt. Lass dir also Zeit, um zu evaluieren, was überwiegt. Es kann sein, dass es sich um einen negativen Glaubenssatz handelt, dieser aber tatsächlich einen Nutzen für dich hat.

Hilft mir diese Annahme, oder schränkt sie mich unnötig ein?

Womit wir auch schon bei der nächsten Frage wären. In meinem Fall schränkte mich der Glaubenssatz unnötig ein. Ärztinnen müssen keine gefühlskalten Arbeitsmaschinen sein. Im Gegenteil! Aber wenn ich an meine Liste mit Glaubenssätzen denke, dann gibt es da auch einige, die ich zwar nicht mag, aber die mich schon oft vor Unheil oder Enttäuschungen bewahrt haben. Es ist also nicht immer einfach, zu entscheiden, ob ein Satz zu den guten oder schlechten gehört.

Warum halte ich diesen Glaubenssatz (immer noch) für wahr?

Manchmal liegt es einfach daran, dass wir einen Glaubenssatz nie angezweifelt haben. Manchmal ist dieser so tief in uns verankert, dass er Teil unserer Selbst geworden ist. Vielleicht hast du auch Angst, herauszufinden, wer du ohne diese Einschränkung bist, oder du hältst es einfach für unnötig, etwas daran zu ändern. Diese Frage kannst letztendlich nur du selbst beantworten. Aber ich bin mir sicher, dass du das ganz erfolgreich meistern wirst.

Mir hat diese Übung dabei geholfen zu verstehen, dass die meisten meiner negativen Glaubenssätze überhaupt nicht, also wirklich ÜBERHAUPT GAR NICHT, von mir selbst kamen. ICH BIN SO NICHT! Das war eine Befreiung sondergleichen. Das sind nicht meine Gedanken. Ich möchte nicht so denken. YAY!

An diesem Punkt hatte sich in meinem Leben noch nichts verändert, aber ich hatte das Gefühl, meine Beziehung zu mir selbst neu aufzunehmen. Diesmal als erwachsene Frau, und ich war absolut berechtigt, eiskalt und ohne schlechtes Gewissen auszusortieren und Sätze aus meinem Kopf und Herzen zu schmeißen, die mich davon abhielten, ich selbst zu sein. Ciao!

Gehe also all deine Glaubenssätze nach diesem Schema durch und stelle dir kritische Fragen. Gibt es Beispiele dafür, dass diese Glaubenssätze wahr sind? Helfen dir diese Annahmen wirklich, deine Ziele zu erreichen? Sind sie noch aktuell? Die obigen Fragen sind nur ein kleiner Ausschnitt von möglichen Denkanstößen, um den Prozess in Gang zu setzen, der dir helfen wird, das mutige Mädchen in dir wiederzufinden.

Hat deine Chefin etwa mal zu dir gesagt, dass lieber deine Kollegin das Telefonat mit dem ausländischen Kunden führen sollte, weil dein Englisch nicht gut genug sei? «Mein Englisch ist peinlich.» Steht das also vielleicht auf deinem Zettel, und nun traust du dich nicht mehr, bei der Arbeit mit Kunden aus den USA zu telefonieren, weil du Angst hast, dich zu blamieren? Willst du wirklich zulassen, dass diese Aussage dein Handeln und deine Karriere einschränkt? Ich hoffe, du hast gerade den Kopf geschüttelt, denn die Antwort sollte ganz klar Nein lauten! Du verwehrst dir die Chance auf neue Erfahrungen und Fähigkeiten, wenn du in Zukunft solche Situationen vermeidest.

Vielleicht hat dir in der Schulzeit auch mal jemand gesagt, dass dir kurze Hosen nicht stehen, und seitdem traust du dich nicht mehr, Shorts zu tragen. FUCK IT! Jeder Mensch kann Shorts tragen, wenn er oder sie möchte, und dazu braucht man nur zwei Dinge: Shorts und einen Popo, um ihn reinzuquetschen. Wie viel Bedeutung möchtest du also unbedachten und respektlosen Äußerungen von Menschen beimessen, die du seit zwanzig Jahren nicht gesehen hast und die keinerlei Bedeutung in deinem aktuellen Leben haben?

Geh also in aller Ruhe deine Liste durch, und mach dir gerade bei den negativen Glaubenssätzen aus deiner Kindheit und Jugend klar, dass sie längst vergangen sind und du dich verändert hast. Du bist jetzt erwachsen und kannst getrost darauf pfeifen, dass du kein Talent im Bockspringen hattest – nur so als persönliches Beispiel.

PS: Wenn du schon dabei bist: Prüfe nicht nur die Glaubenssätze, die dich bedrücken, sondern versuch es auch mal mit den Glaubenssätzen, die dich stärken. Ich kann das nur empfehlen. Es ist ein toller Booster für die Seele! Die Antworten weisen dir wie eine Kompassnadel den Weg zu den Menschen, die für dich da sind, zu dem, was dir wirklich wichtig ist und wie du dich selbst ermutigen kannst. Denn wir alle haben ganz besondere Menschen in unserem Leben, die uns daran erinnern, wer wir wirklich sind.

Schritt 3: Step by step

Wir leben nicht in einer Traumwelt, und ich bin ein Fan von realistischen Zielen. Anstatt also alte negative Glaubenssätze durch neue rosarote zu ersetzen, mit denen du so gar nichts anfangen kannst, ist es manchmal leichter, sie umzuformulieren. Natürlich wäre es toll, alle negativen Glaubenssätze schnell durch positive zu ersetzen, aber truth be told: Das habe ich selbst nie auf Anhieb geschafft. Diese Sätze haben mich mein halbes Leben begleitet, sie auszuradieren wäre gar nicht möglich, also lebe ich mit einigen umformulierten Glaubenssätzen, die sich authentisch anfühlen und die mir wirklich helfen.

Aus «Ich kann das nicht» könnte zum Beispiel «Ich kann das NOCH nicht» werden. Schreibe auch diese neuen Formulierungen auf deinen Zettel. Streiche genüsslich alte Glaubenssätze durch, klebe glitzerndes Washi Tape drüber oder mach einen dicken, fetten Kaffeefleck drauf. Hab Spaß an deiner Veränderung und trau dich, destruktiv zu sein. Wenn dir neue positive Annahmen einfallen, dann ergänze sie – die Liste darf endlos sein! Wichtig ist nur, dass die Annahmen wirklich zu dir gehören. Und ich meine damit nicht, dass andere das bestätigen müssten, was sie auf dem Zettel lesen würden – davon rate ich eh ab, der ist nur für dich allein! –, sondern dass diese Sätze etwas Positives in dir auslösen, eine Saite in dir zum Klingen bringen.

Aus «Mein Bauch ist hässlich» sollte deshalb auch nicht «Ich habe einen perfekten Bauch» werden. Aber ein Satz wie «Mein Bauch bestimmt nicht über meinen Selbstwert» – das könnte ein neu formulierter Glaubenssatz sein, der wirklich mit dir resoniert und den du im Alltag ohne Anstrengung abrufen kannst, wenn du dich unsicher fühlst. Positivität ist ein Prozess, und es wird sich komisch anfühlen, diese Sätze zu wiederholen und mit ganzem Herzen daran zu glauben. Aber es wird immer einfacher werden, und bald schon sind die neuen, hilfreichen Glaubenssätze genauso eingeübt, wie die alten es waren.

Wie in allem, was du lernen möchtest, ist es wichtig, diese neuen Glaubenssätze zu wiederholen. Einfacher wird das beispielsweise durch Musik. Vielleicht gibt es einen

Song, der deinem neuen Lebensgefühl entspricht oder der deine Ziele beschreibt. Hör ihn dir immer dann an, wenn die anderen Sätze wieder in den Vordergrund rücken. Auch ich habe eine Power-Booster-Playlist mit Liedern, die mich in verschiedenen Phasen meines Lebens begleitet haben, an denen eine besonders tolle und mutige Erinnerung hängt oder deren Text mich auf besondere Weise berührt hat. Get your move on!

Musik ist nicht so dein Ding? Dann schreib dir Affirmationen auf, die dich an die neuen Sätze erinnern. Als Handyhintergrund, Post-it oder ausnahmsweise sogar als Wandtattoo. Viel hilft viel! Wenn ich die Krise bekomme, dann summe ich immer: Ich bin klug, ich bin stark, ich bin mutig, und ich gehe mit offenem Herzen durch die Welt. Diesen Satz übe ich bereits mit meiner Tochter, und er hilft mir, nicht den Fokus zu verlieren. Es bringt mein Herz zum Hüpfen, wenn ich sie am Spielplatz auf der höchsten Rutsche murmeln höre: «Ich bin klug, ich bin stark, ich bin mutig.» Denk an das kleine Mädchen in dir und an all die hohen Rutschen, die du schon gemeistert hast!

Schritt 4: Bring the action

Worte allein reichen natürlich nicht aus, gerade wenn man negative Erfahrungen gemacht hat. Ich kann heute stolz sagen: Ich bin ein sehr mutiger Mensch. Vor der Geburt meiner Tochter hätte ich das wohl nicht uneingeschränkt von mir behauptet, ich ging ja stets auf Nummer sicher. Ich wollte aber mutiger werden, daher habe ich angefangen, mich permanent selbst zu überwinden. Nicht um anderen etwas zu beweisen, sondern einzig und allein, um mich selbst zu stärken und wieder zu dem Mädchen zurückzufinden, das ich einmal war. Also habe ich mich zum Beispiel aufgerafft und viele, viele Jahre nach einem schlimmen Reitunfall endlich wieder angefangen zu reiten. Diesmal mit ganz viel Ruhe und Zeit, ohne Druck und ohne Erwartungen. Jedes Mal, wenn ich unsicher wurde, hielt ich inne, und natürlich bin ich seitdem schon wieder vom Pferd gefallen. Aber die Angst hat sich in Respekt verwandelt und Freude über die Freiheit, die ich verspüre, wenn ich mit diesen wunderbaren Wesen Zeit verbringe. Es geht mir nicht mehr um athletische Ziele, sondern den vertrauensvollen Austausch mit den Tieren. Ganz ohne Zwänge oder Ziele. Und diese Unbeschwertheit fand sich rasch auch in anderen Lebensbereichen. Ich habe außerdem angefangen, mich so zu kleiden, wie ich es schön fand, ohne einen weiteren Gedanken daran zu verschwenden, was andere denken könnten. Ich habe eine gigantische Vogelspinne in Händen gehalten und bin mit einer Achterbahn gefahren, vor der ich schreckliche Angst hatte. Schritt für Schritt wandelte sich mein Glaubenssatz. Aus «Ich schaffe das nicht» wurde «Ich schaffe das noch nicht», daraus «Ich möchte mutig sein» und zuletzt, nach vielen Erfahrungen, die ich mir zumutete, denen ich mich aussetzte, stand da der Satz: «Ich bin eine mutige Frau, nichts kann mich erschüttern.» Inzwischen ist er meine Wahrheit, trotz oder wegen der Angst, die ich noch immer spüre. Wie dein Weg aussieht, kann ich nicht sagen, aber ich bin überzeugt, dass du es schon weißt, dass du die Antworten schon in dir trägst.

Durch bewusste Handlungen ändern sich unsere Gefühle und unser Verhalten zum Positiven.

Wenn also jetzt jemand zu mir sagt: «Möchtest du das mal probieren?», dann denke ich: «Na klar, denn ich bin mutig.» Den alten Glaubenssatz «Ich schaffe das nicht» habe ich so erfolgreich durch positive Erfahrungen ersetzt, die mir gezeigt haben, dass ich Wahrheiten, die nicht die meinen sind, verändern kann.

Schritt 5: Help, I need somebody

Manchmal, wenn Menschen oder Situationen sehr tiefe Spuren in uns hinterlassen haben, brauchen wir Hilfe, um diesen Neuanfang zu wagen und um gemeinsam gegen die Stimmen aus der Vergangenheit anzuschreien.

Wenn deine Liste neben dir liegt, es dir aber unsäglich schwerfällt, Glaubenssätze zu formulieren, die sich stimmig anfühlen, dann ist jetzt ein guter Zeitpunkt, dass du dir Verbündete suchst. Sich zu trauen, eine andere Person um Hilfe zu bitten, ist ein immenser Erfolg. Es bedeutet, dass du selbst schon wertvolle Arbeit geleistet und erkannt hast, dass deine Kraft allein gerade nicht ausreicht. Helfen kann dir eine nahestehende Person, der du bedingungslos vertraust, oder aber jemand, der ein Profi darin ist, anderen zu helfen, ihre eigene Stimme zu finden. Merke und sprich mir nach: Sich professionelle Hilfe zu suchen, ist ein mutiger Schritt. Wer ihn wagt, wird sich selbst näherkommen. Ihr könnt gemeinsam und mit neutralem Blick deine Stärken erkunden, deine Hoffnungen und Wünsche, aber auch all die Sorgen und Komplexe, die dich vielleicht schon ein Leben lang bremsen oder blockieren. Manchmal hilft nur der Blick von außen.

Und vergiss bitte nicht, dass jede Veränderung Zeit braucht. Es ist normal, schlechte Tage und Momente zu haben. Nicht immer läuft es auf Anhieb gut. Es wird unbequem sein, dich mit diesen alten Erfahrungen zu konfrontieren. Dennoch musst du dich nicht unnötig in negativen Gedankenspiralen aufhalten. Du kannst eine positive Veränderung für dein Leben bewirken, wenn du dich selbst besser kennenlernst und es wagst, deine eigene Stimme zu entdecken – ob alleine oder indem du die Hand einer anderen Person ergreifst. Auch ich habe immer wieder schwierige Phasen, in denen ich in alte Denkmuster verfalle oder an mir zweifle. Auch meine Veränderung ergab sich nicht über Nacht. Das ist völlig normal und ein stetiger Prozess, der sich mal leichter und mal schwerer anfühlt. Manchmal ist es eine Person, die uns zurückwirft, oder eine bestimmte Situation, in der wir uns nicht wohlfühlen. Sei nicht zu streng mit dir, denn das passiert uns allen. Der Erfolg ist, wenn man es bemerkt und sich selbst daran erinnern kann, dass man aus diesen Gedanken herausgewachsen ist und sie zurücklegen darf in die Vergangenheit.

Ich hoffe sehr, dass an diesem Punkt längst ein bunt beklebter und mit Glaubenssätzen gepflasterter Zettel neben dir liegt und du aufmerksam auf deine Gedanken gelauscht hast. Außerdem hoffe ich, dass es auch ganz viele, wundervolle positive Glaubenssätze auf deine Collage geschafft haben. Falls du dich noch ein wenig schwertust oder Inspiration brauchst, folgen hier wie versprochen einige Sätze, die dich inspirieren können. Denn wenn das Gehirn auf negatives Denken trainiert ist, fällt es manchmal schwer, einen Anfang zu finden. Also, falls du noch auf eine Initialzündung wartest, lass diese Liste der Kickstart für deine positiven Gedanken sein.

Selbstwert
Ich ruhe in mir selbst.
Ich bin mutig.
Ich sage Nein und setze Grenzen.
Ich bin gut genug, so wie ich bin.
Ich kann trotz Einschränkungen mein Leben so gestalten, dass ich glücklich bin.

Liebe
Ich habe bedingungslose Liebe verdient.
Ich bin wertvoll und einzigartig.
Ich habe Vertrauen in meine Beziehung.
Viele Menschen in meinem Leben lieben mich.

Gesundheit
Ich kann meine Gesundheit positiv beeinflussen.
Jeder Atemzug gibt mir neue Energie.
Ich bin dankbar, dass mein Körper mich trägt.

Karriere
Ich habe mir meine Position verdient.
Ich verdiene es, mit Respekt und Wertschätzung behandelt zu werden.
Meine Meinung ist relevant.
Meine Arbeit erfüllt mich, aber definiert mich nicht.
Ich weiß, was ich kann – I KNOW I CAN.

Jener letzte Satz auf der Liste begleitet mich seit meinem dreizehnten Lebensjahr. Damals hörte ich den Song von Nas zum ersten Mal, und er brannte sich in meine Seele ein. Auch wenn es immer wieder Phasen und Situationen gab, in denen die Stimmen anderer Menschen lauter waren als meine eigene: Ich weiß, was ich kann, und lasse mir von niemandem mehr reinreden. Nicht mehr seit dem Tag, an dem meine Tochter auf die Welt kam und ich an genau diesen Satz erinnert wurde. Ich bin mir sicher, dass auch du diesen einen magischen Glaubenssatz in dir trägst, der dich durch dein Leben begleitet und der Soundtrack deiner inneren Kraft wird.

I know I can
Be what I wanna be

Bye-bye, Trauma-Barbie

Auch im Jahr 2022 wird von uns Frauen noch erwartet, adrett zu sein, ruhig, gehorsam, hübsch anzusehen. Wir können uns hier und da in die wichtigen Sachen dieser Welt einmischen, aber dabei bitte immer nett mit den Augen klimpern oder noch besser: sexy. Ich liebe meine Weiblichkeit, ich trage meine Haare gerne offen, lege großen Wert auf meinen Lidstrich, und meine Outfits wähle ich mit immenser Leidenschaft. In der Klinik wurde ich deshalb hinter vorgehaltener Hand «Trauma-Barbie» genannt. Ich war immer ehrgeizig, kontaktfreudig und optimistisch mit einem Lächeln auf den Lippen unterwegs. Durch meine empathische Ader habe ich stets eine besondere Verbindung zu meinen Patient*innen aufbauen können und war mit ganzer Leidenschaft bei der Arbeit. War in zahllose Streitereien wegen der kapitalistisch orientierten Perspektive auf die Patientenversorgung im Krankenhaus verwickelt und beschwerte mich regelmäßig über mangelnde Weiterbildungsmöglichkeiten für die jungen Ärzt*innen. Dass das nicht auf offene Ohren traf bei meinen Chefs, war natürlich klar. Aber ich stand für meine Meinung und Überzeugungen ein. Trotz aller

Aufmüpfigkeit war ich zugleich sehr harmoniebedürftig und wünschte mir, dass alle, statt an den jahrhundertealten Hierarchien und an der fast schon versessen zu nennenden Schikane von alt nach jung und von oben nach unten festzuhalten, endlich mal im Team arbeiten würden. So ist Elena. Aber wenn ich zur Arbeit ging, dann mussten diese Teile von Elena leider allesamt zu Hause bleiben, denn dort war für diese Elena mit all ihren Facetten kein Platz.

Als Doktor Müllner musste ich meine Ellenbogen ausfahren, ich musste betont distanziert sein, mich jeden Tag beweisen. Ich stand permanent unter Beobachtung und durfte keinen Hauch von Schwäche und Erschöpfung zeigen: «Nehmen Sie sich ein Beispiel an Ihren männlichen Kollegen, die unterhalten sich nicht unnötig mit den alten Damen. Machen Sie Ihre Visite zügig fertig und überlassen Sie das Quasseln den Enkeln.» Krankenhaus ist ein Business, in dem kein Platz und keine Zeit für Menschlichkeit ist. Die Tatsache, dass einige unserer Patient*innen seit Wochen keine Menschenseele gesehen hatten und nach einem Sturz zwei Tage mit gebrochenem Schenkelhals allein in ihrer Wohnung lagen, bis jemand sie fand, wurde ignoriert. Das sind traumatische Erlebnisse, deren verbale Aufarbeitung arrogant als «Quasseln» abgetan wurde. Und ich musste mir noch sagen lassen, dass ich diese Patient*innen abspeisen sollte, wenn sie verzweifelt versuchten, sich jemandem anzuvertrauen. Ekelhaft! Ich musste meine Arbeit in einer Weise ausüben, dass sie der Gewinnmaximierung irgendwelcher Kapitalisten diente, nicht aber dem Wohle der Menschen, die zu uns kamen. Es ging nicht darum, den Menschen besonders effektiv oder in ihrem eigenen Interesse zu helfen. Jeder Tag war der verzweifelte Versuch, das Beste aus einer absurden Arbeitssituation zu machen, die gekennzeichnet war von einem unverantwortbaren Personalmangel, chronischer Erschöpfung aller Mitarbeiter*innen und dem permanenten Druck, die Patient*innen möglichst schnell wieder loszuwerden, mit besonders gut abrechenbaren Diagnosen. Ich hatte jeden Tag das Gefühl, meinen Eid zu verraten und die Ideale, deretwegen ich Medizin studiert hatte. Ich dachte stets: Wenn es meine Angehörigen wären, wie würde ich handeln, was würde ich sagen? Das war meine eigentliche Maxime. Alle so zu behandeln, mit der gleichen Hingabe, Fürsorge und Achtsamkeit. Aber das war eine Wunschvorstellung. Das lernte ich nur allzu bald. Ich resignierte und erkannte: Wenn ich mir und meiner Karriere nicht schaden wollte, dann musste ich so werden wie alle anderen, die in diesem System mehr schlecht als recht funktionierten. Und wofür das alles? Für die gleichen Karriereoptionen, die meinen männlichen Kollegen zustanden, ohne dass sie in den Kampfmodus hätten übergehen müssen? Um veraltete Strukturen am Leben zu erhalten, die abgeschafft gehören, für ein ausbeuterisches und lebensfeindliches Umfeld? Schon zu Studienzeiten hatten ältere Kolleginnen mich vor den Arbeitsbedingungen gewarnt, aber natürlich wollte ich das damals nicht hören: «Elena, wir kämpfen jeden Tag um unsere Stellung, werden permanent infrage gestellt. Überleg dir das gut. Willst du denn keine Familie?» Das waren Sätze, die ich von erfahrenen Unfallchirurginnen hörte. Sie hatten alle dunkle Augenringe, viele rauchten Kette, da es die einzig anerkannte Pause im Krankenhaus war, und hatten so gut wie kein oder zumindest ein nicht funktionierendes Privatleben. Ich dachte damals, die Zeiten würden sich schon noch ändern, und wollte mir meinen Berufswunsch nicht ausreden lassen. Jahre später, als ich den vierzig Zentimeter größeren Kollegen gegenübertrat und das Fight Face auspackte, ja, da erfüllte ich dann das Klischee: die verbissene, karrieregeile Tussi, die sich erdreistete und die gleichen Rechte wie die Männer einforderte. So wollte ich nie werden. So war ich nicht. Ich hasste es, bei jeder Gelegenheit meine Ellenbogen ausfahren zu müssen, die Patient*innen auf Visite abzuwürgen und ständig und gegen jedes Arbeitsrecht immer und immer noch mehr zu arbeiten, weil der Chef am Personal sparte und eben dadurch eine noch größere Fluktuation herrschte.

Aber, und das ist das Traurige: Es funktionierte. «Müllner, gehen Sie in den OP. Das haben Sie sich verdient!» Und dann musste ich mich auch noch bedanken. «Danke für Ihr Vertrauen, Chef.» Zu gütig, zu viel der Ehre. Ich bedankte mich dafür, dass ich erfolgreich meine Ideale verraten, meinen Charakter zu Hause gelassen und meine eigenen körperlichen Grenzen ignoriert hatte. Jeder einzelne Tag in der Klinik war ein Kampf. An jedem einzelnen Tag musste ich trotz meiner offensichtlichen Qualifikationen um mein Standing kämpfen. Ich kann hart sein, für mich selbst einstehen und wie eine Amazone in den Kampf ziehen. Aber ich wollte es nicht mehr. Ich wollte meine OPs bekommen, ohne die Ellenbogen ausfahren zu müssen oder zu betteln. Es war zum Verzweifeln, denn eigentlich liebte ich meine Arbeit! Es war alles, worauf ich jahrelang im Studium hingearbeitet hatte. Aber ich wünschte mir, ganz Elena zu sein und trotzdem nicht als «die Trauma-Barbie» bezeichnet zu werden. Ich wollte nicht immer betont bissig auftreten müssen und meine Arbeit erledigen, ohne Empathie für andere zu zeigen, denn das hielt ich für falsch. Gerade den Patient*innen gegenüber. So wollte ich die Medizin nicht praktizieren. Ich wollte zuhören und die Aufmerksamkeit schenken, die ein erkrankter und versehrter Mensch braucht. Und weißt du was? Eigentlich ist es möglich, einen anderen Weg zu gehen. Aber leider nur an wenigen Kliniken. Ich kenne viele tolle Chirurginnen, die einen bemerkenswerten Karriereweg gehen. Einige wenige von diesen starken Frauen arbeiten gleichberechtigt und zu fairen Arbeitsbedingungen, die es ihnen ermöglichen, ihrer Arbeit an den Patient*innen bestmöglich nachzugehen, weil sie als sie selbst auftreten können und ihre individuellen Stärken geschätzt und gefördert werden. Aber viele von ihnen stellen sich den sexistischen Strukturen in der Medizin Tag für Tag und boxen sich oft zu einem hohen Preis durch. Für mich war die Erkenntnis, dass ich die veralteten Strukturen und die menschenfeindlichen Arbeitsbedingungen nicht würde ändern können, sosehr ich auch dagegen ankämpfte, unter den Gründen, weshalb ich nach meiner Elternzeit entschied, nicht wieder in das Krankenhaus zurückzukehren, in dem ich gearbeitet hatte. Und zwar obwohl ich meinen Job liebte. Ich hatte schon viel zu viel von meiner Zeit und Kraft an ein System verloren, in dem es für mich keinen Platz gab, und ein Umdenken war nicht in Sicht. Ich prophezeie: Solange sich nichts an diesem ausbeuterischen und sexistischen System ändert, werden noch viele talentierte, junge Ärztinnen aus der medizinischen Versorgung im Krankenhaus aussteigen, und ihre Expertise wird für die Patient*innen und für die Forschung verloren gehen. Und die heuchlerischen Rufe über andauernden Personalmangel, ohne dass politisch Konsequenzen gezogen werden, sind eine Farce für jede engagierte, talentierte Ärztin, die inzwischen aus dem

System ausgestiegen ist. Es herrscht schlicht und ergreifend Unwillen, etwas zu ändern, denn alte, weiße Männer sitzen an der Spitze dieser Strukturen, und wir wissen, was das bedeutet.

«Ich will so nicht weiterleben.» Das war der Satz, der bei der Entscheidung, aus diesem Hamsterrad auszusteigen, immer wieder in mir laut wurde. Was war zu tun? Ich musste mir überlegen, welche Kriege es mir wert waren, sie zu führen. Wollte ich mich weiterhin Tag für Tag verbiegen und in einem System arbeiten, das die Hilfsbedürftigen unter uns mit Füßen trat? Ebenso wie die, die helfen wollten. Sollte ich vielleicht sogar in den Kampf ziehen, um es zu verändern? War das für mich in diesem Beruf, der mir alles abverlangte, überhaupt möglich? Ich wusste, es würde ein schwerer innerer Kampf, diese Entscheidung zu treffen, denn sie würde bedeuten, loszulassen, die Waffen zu strecken, sich umzudrehen und zu gehen. Fechtet eure Kämpfe in Zukunft unter euch aus – ich bin raus. Konnte ich das? Konnte ich mir eingestehen, dass ich zu lange schon in die falsche Richtung gerannt war?

Was ich dir damit sagen will, ist dies: Wenn etwas, und das kann so etwas gigantisch Großes und Wichtiges wie dein Beruf, eine Partnerschaft, eine familiäre Beziehung, eine Freundschaft, selbst eine Freizeitbeschäftigung oder ein Ehrenamt sein, wenn dich also etwas all deine Lebensenergie kostet, dann lass es los. Sometimes it's not you! Manchmal sind es sexistische Strukturen, ausbeuterische Arbeitsbedingungen, Probleme in der Führungsebene – nicht immer kannst du deines Glückes Schmied sein, weil es die Gegebenheiten nicht ermöglichen, sie sogar hinderlich sind. Da hilft es auch nicht, sich noch etwas mehr anzustrengen und die eigenen Wünsche und Bedürfnisse immer weiter hintanzustellen.

Aufgeben muss nicht per se etwas Schlechtes sein. Es kann manchmal die einzig richtige Entscheidung sein, aus einem selbstzerstörerischen Käfig auszubrechen. Das bedeutet, im Ernstfall einen klaren, unwiderruflichen Cut zu machen und den unvermeidbaren Konsequenzen ins Auge zu blicken. Aber es muss ja nicht immer so «dramatisch» sein, etwas zu ändern. Für viele große und kleine Probleme des Alltags reichen kleine Veränderungen oder eine andere innere Einstellung zur Sache. Wenn der unerträgliche Kollege zum Beispiel mal wieder Spitzen verteilt und deine Kompetenzen infrage stellt. Lächle einfach und denke dir: «Jaja, DU bist der Beste!», anstatt dich mit Selbstzweifeln zu quälen. Das sind aber alles Dinge, die man lernen und üben muss und vor allem SEHEN. Die Energiefresser zu identifizieren, ist dabei wie bei mir ein immens wichtiger Schritt. Es war nicht mein Arbeitsinhalt, der mir die Lebensfreude und -energie nahm, es waren die Umstände. Das ist ein sehr wichtiger Unterschied. Denn ich hatte nicht den falschen Beruf erlernt, ich war nicht faul oder unfähig, sondern das System war falsch. Durch diese Erkenntnis fiel es mir dann sehr leicht, dem Krankenhaus selbstbewusst den Rücken zu kehren. Es war kein Abschied von meiner ehemaligen Berufung, sondern ein Aufgeben toxischer Umstände, und dieser Schritt verschaffte mir die Chance, neu zu definieren, wie ich als Ärztin arbeiten wollte.

Nach der Geburt meiner Tochter beschloss ich, dass ich da nicht mehr mitmache und mit meinen eigenen Regeln durchs Leben gehen möchte. Ich erwartete nicht mehr, dass sich die Probleme im Gesundheitssystem oder der Sexismus alsbald lösen würden. Ich war nicht frustriert oder hatte resigniert. Ich beschloss vielmehr, nicht mehr in einem System zu kämpfen, das es mir nicht erlaubte, meine Arbeit so zu machen, dass es meinen Patient*innen wirklich dauerhaft half und ich am Abend zufrieden nach Hause gehen konnte. Ich wollte wieder ganz Elena sein und mein Leben selbst in die Hand nehmen. Und ich wollte lernen, wieder darauf zu vertrauen, dass es gut würde.

Spieglein, Spieglein an der Wand

«Wer bin ich, und was mache ich aus meinem Leben?» Nachdem ich meine Glaubenssätze über Wochen fein säuberlich seziert, mühsam neu formuliert und Schritt für Schritt angefangen hatte, gedanklich auszumisten, stand ich dennoch erst mal ziemlich planlos da. Ich wusste, was ich nicht mehr wollte:

Ich wollte nicht länger regelmäßig an die 100 Stunden pro Woche in der Klinik arbeiten, permanent von der Angst verfolgt, durch die chronische Übermüdung einen lebensbedrohlichen Fehler zu machen. Im Tarifvertrag für Ärztinnen und Ärzte sind 42 Wochenarbeitsstunden festgelegt. Die allermeisten Kolleg*innen können allerdings bestätigen, dass diese Zahl mit der Realität nicht viel zu tun hat. Eine Erhebung des Marburger Bunds aus dem Jahr 2017 wertete die tatsächliche Wochenarbeitszeit von deutschen Klinikärzt*innen inklusive aller Dienste und Überstunden aus. Das Ergebnis? Vierzig Prozent aller Ärztinnen und Ärzte arbeiten 49–59 Stunden pro Woche, allerdings arbeiten zwanzig Prozent sogar zwischen sechzig und achtzig Stunden pro Woche und wieder andere noch mehr. Zu dieser Gruppe zählte auch ich, und es wurde von den Kolleg*innen wie eine Auszeichnung oder ein besonders tolles Verdienst geachtet. Es war absurd. Man muss nicht Medizin studiert haben, um zu erkennen, dass das nicht gesund oder verantwortungsbewusst ist. Aber es wird nicht daran gerüttelt. Und alle, die erkennen, dass das ausbeuterisch und gefährlich ist und aussteigen, werden als verweichlichte Faulenzer abgetan. Generation Y halt. Aber das war mir egal. Als ich dem Personalchef meine Schlüssel zurückgab, sah er mich mit großen Augen an. «Frau Müllner, Sie meinen das ja tatsächlich ernst. Was wollen Sie denn jetzt machen? Sie müssen doch was arbeiten.» Ich kam mir vor wie bei der versteckten Kamera. Ich hatte diesem Mann stundenlang erklärt, wie gerne ich arbeiten wollte und dass ich nach meiner Elternzeit gerne in Teilzeit und ohne die extrem belastenden Dienste zurückkehren würde, dass ich bereits eine niedergelassene Kollegin gefunden hatte, die sich gerne die Stelle mit mir teilen wollte, und dass wir natürlich im Notfall bereit waren auszuhelfen. Es wurde mit einem amüsierten Lächeln abgetan.

Jetzt lächelte ich amüsiert, denn ich war froh, diese Entscheidung getroffen zu haben. Es war mehr als zufriedenstellend, meine Schlüssel auf den Tisch zu legen und zu gehen. Adios amigos. Nicht mit mir. Nicht mehr. Nicht, solange sich nichts am System ändert. Es war der erste Schritt in ein Leben, in dem ich mich und meine Fähigkeiten wertschätzte. Es war der Beginn einer Erfolgsgeschichte abseits des geplanten Standard-Wegs und vor allem meiner persönlichen Entfaltung. Ich wollte all meine Facetten als Mensch ausleben und nicht mehr nur die, die anderen in den Kram passten.

Kurzum, ich wusste, dass ich so wie bisher nicht weitermachen wollte. Wie aber sollte es stattdessen weitergehen?

Ich hatte keine Ahnung. «Sie müssen doch etwas arbeiten.» Die Worte des Personalchefs klangen natürlich in mir nach. Die vielen besorgten Stimmen in meinem Umfeld waren laut und schürten Angst in mir. Ich musste meine eigene Stimme trainieren. Sie hatte sich einmal laut zu Wort gemeldet während der Geburt, und sie war noch da, allerdings ein bisschen heiser von ihrem unverhofften Einsatz und untrainiert ob der Jahre, in denen ich sie nicht benutzt hatte. Bis zur Geburt meiner Tochter hatte ich wie mit Scheuklappen auf das Ziel hingearbeitet, unter dreißig Jahren Oberärztin zu werden, ohne mich zwischendurch jemals zu fragen, ob dieses Ziel so erstrebenswert war. Ich hatte lange ein Bild vor Augen, wie ich in meinem Kasack die Flure entlangfegte mit meinem gewohnt schnellen Gang, der permanentem Zeitmangel geschuldet war, stundenlangen Operationen, unzähligen nächtlichen Einsätzen und Konsultationen. War das noch MEIN Ziel, auf das ich mit 180 Sachen und ohne Rücksicht auf Verluste hinarbeitete? War das ICH? Oder hatte ich mir diesen Wunsch all die Jahre eingeredet, weil ich dachte, das würde von «Fräulein Alleswisser» erwartet? Als Mädchen war ich so unfassbar vielseitig, ich hatte so viel Sport getrieben, verschiedene Kurse belegt und Dinge ausprobiert. Da wollte ich wieder hin, zurück zu diesem bunten, wilden Leben, der Freiheit, einfach loszulegen, ohne erfolgreich in etwas sein zu müssen. Aber ist so etwas als erwachsene Frau mit Familie überhaupt möglich? Ist das verantwortungsbewusst? Ich wusste es nicht. Mir gingen so unfassbar viele Fragen im Kopf herum, und diese plötzliche Unsicherheit machte mir Angst und ließ mich mit einem Gefühl der Überforderung und Orientierungslosigkeit zurück.

Aber da wisperte eben auch diese eine kleine Stimme in mir: «Keine Sorge, zusammen schaffen wir das. Es geht immer irgendwie weiter. Wir haben schon so viele Dinge ausgehalten und durchgestanden. Wir meistern auch diese bewusste Veränderung.» Meine ureigene Intuition, Elena, hatte gesprochen, und zum ersten Mal seit Jahrzehnten bemühte ich mich, mit allem, was ich hatte, auf sie zu hören. Ich wollte alle anderen Stimmen endlich ausblenden. Denn eine Veränderung, so verunsichernd sie im ersten Augenblick auch sein mag, kann eine Befreiung sein. Wir streifen einen Ballast ab, den wir seit Jahren mit uns herumschleppen, alles Feste und Verkrampfte wird langsam wieder locker, und zurück bleiben wir, so wie wir sind – nur ohne all die Last und die Sorgen. Na ja, so ganz stimmt das vielleicht auch nicht. Man sorgt sich immer ein bisschen, und auch im unkonventionellen Lebensentwurf gibt es Pflichten. Aber sie lassen sich anders tragen, wenn sie im Einklang mit den sehnlichsten Wünschen und Freuden stehen.

Was mich durch alle Zweifel und Sorgen in diesem Prozess getragen hat, das nenne ich heute mein «goldenes Leuchten» – diese intuitive, in mir schlummernde Superpower. Und die haben wir alle, die hast auch du in dir, davon bin ich fest überzeugt. Trau dich, sie zu finden und sie aus dir herauszukitzeln.

Ich war immer ein Mensch, der gerne mit seinen Händen Dinge erschaffen und gestaltet hat. Schon als Kind liebte ich die Kunst, ging töpfern, malen, batiken. Baute Skulpturen aus Schnee, Matsch, Stöcken – alles, was ich fand. Meine Oma brachte mir Stricken, Nähen, Häkeln und allerlei brachiale Fleischverarbeitungsskills bei. Was man als Oma halt so mit seiner Enkelin macht – für sie gehört das Zerlegen und

Zubereiten von Tieren eben auch dazu. Bisschen gruselig fand ich es schon, und später wurde ich sogar für viele, viele Jahre zur Vegetarierin. Aber ich wollte all das lernen und war gerne mit meiner Oma zusammen. Möglichst vielseitig zu sein und möglichst viele Dinge zu verstehen, auszuprobieren und zu meistern, war etwas, das mich im Innersten ausmachte. Ich hatte nie Angst davor, mir etwas zuzutrauen, und keine Herausforderung war zu groß. Wenn ich mich dann in einer Aufgabe verlor und stundenlang konzentriert arbeitete, erfüllte mich stets ein Gefühl von tiefster Zufriedenheit. Es durchströmte meinen Kopf, mein Herz und fühlte sich an wie ein unsichtbares Strahlen, das auf das fiel, was vor mir lag: mein goldenes Leuchten. Manchmal hatte ich das Gefühl beim Sport, manchmal, wenn ich voller Stolz auf einen krumm und schief gestrickten Schal blickte, den meine Oma nachts heimlich auftrennte, um ihn genauso lang wieder ordentlich neu zu stricken mit dem Kommentar: Fehler kann man machen, aber man muss sie nicht allen gleich aufs Auge binden. Es verging kein Tag, an dem ich diesen magischen Flow nicht spürte. Ich war viel beschäftigt als Kind, und diese Auslastung machte mich sehr glücklich. Dann kam das Gymnasium, und ich hatte das Gefühl, es ginge nur noch um eine Sache: Abitur machen und studieren. Jahr um Jahr wurden diese unrealistischen Erwartungen und unmöglichen Einmischungen durch Eltern, Lehrer und sonstige Lehrbeauftragte schlimmer. Wie sollen Kinder einen Flow spüren, wenn ihnen so viel Druck aufgebürdet wird? Ich war ein sehr leistungsstarkes Kind, das mit Leichtigkeit lernte und nie Probleme in der Schule hatte. Und trotzdem wurde meine Kreativität, Neugierde und Freude am Probieren systematisch erstickt. Erst später im Studium hatte ich wieder das Gefühl, ab und an mein goldenes Leuchten zu spüren. Dann aber eher beim berauschten Tanzen in der Disco oder bei wundervollen Patisserie-Kochkursen mit Freundinnen. Das goldene Leuchten kann für dich in einer Tasse Tee liegen oder wenn du dich beim Bungee-Jumping von einer Brücke stürzt. Es kann Klavierspielen sein oder das Lesen schnulziger Romane. Versuche, in dich hineinzufühlen, und frage dich: Was bringt meine Seele zum Singen und lässt mich völlig im Moment versinken? Das absolute Leben im JETZT. Meines kam mir abhanden, und ich habe es mir später wieder hart erkämpft. Ich bin mir sicher, du wirst deines auch finden, und wenn du es hast, dann freue dich. Denn das goldene Leuchten ist eine unerschöpfliche Energiequelle. Es motiviert, es befriedigt, es inspiriert und gibt Kraft, wenn man diese dringend braucht. Und vielleicht schaffst du es sogar, unkonventionelle Wege zu finden, sodass dein goldenes Leuchten einen größeren Teil deines Lebens einnehmen kann. Man sagt ja immer, man braucht drei Leidenschaften: eine, um Geld zu verdienen, eine für die Gesundheit und eine, um kreativ zu sein. Aber vielleicht gibt es da ja Überschneidungen, und du kannst wie ich ein paar Dinge verändern, die sich mit der Zeit positiv auf dein ganzes Leben auswirken. Denn Arbeit muss nicht belastend und das «notwendige Übel» sein. Man muss sich nur trauen und über potenzielle Veränderungen nachdenken. Und wenn es nur ganz kleine sind.

Wenn ich von Veränderungen spreche, meine ich damit übrigens nicht ein Upgrade, eine Verbesserung, einen Karrieresprung oder einen «besseren» Partner, ein besseres Selbst. Darum geht es nicht. Ich hasse diesen Selbstoptimierungswahn. Überall sollen Frauen sich immerzu selbst verbessern.

Karriere, Kind, Haushalt, die weitere Familie – alles unter einen Hut. Natürlich den der Frau. Und auch optisch: große Erwartungen! Denn optisch geht ja immer was. In jedem Alter. Ab 35 exponentiell natürlich noch mehr. Mir ist schleierhaft, wie sich diese ekelhafte, frauenfeindliche Marketing-Strategie auch heute noch so gut halten kann.

Veränderung kann bedeuten, dass man zu sich selbst zurückfindet, die eigenen Bedürfnisse endlich anerkennt, sich selbst mit allen Schwächen und Macken akzeptiert. OWN IT – wie die Amerikanerin sagen würde. Auch das ist eine positive Veränderung! Ein persönliches Beispiel: Ich habe mir eingestanden, dass Pünktlichkeit nicht zu meinen Stärken zählt, statt mich immer wieder selbstgeißelnd zu fragen: Warum? Warum kann ich mit Mitte dreißig noch immer nicht zu irgendeinem Termin pünktlich erscheinen? Also komme ich oft zu spät, nur ohne schlechtes Gewissen. Alle Menschen in meinem Umfeld wissen das, ich habe mit ihnen darüber gesprochen, und sie warten oder planen die 10–15 Minuten Verspätung ein. Ich weiß ihr Entgegenkommen sehr zu schätzen und kann endlich aufhören, an der Selbstoptimierungsschraube zu drehen. Anstatt mich wortreich für meine Verspätung zu entschuldigen, bedanke ich mich seitdem für die Geduld. Obwohl es auf den ersten Blick nicht so erscheinen mag, ist auch eine solche Veränderung ein großer Schritt in Richtung Selbstakzeptanz und innerer Klarheit. Also sei mutig und suche nach deinem goldenen Leuchten und den kleinen Veränderungen, die dich ihm näherbringen können.

Ich wusste übrigens, dass ich nicht einfach ohne Back-up-Plan alles hinschmeißen und ab sofort professionelle Töpferin werden konnte. Dazu fehlte mir schlichtweg das Talent.

Aber ich gestand mir zu, peu à peu vom ursprünglichen Karrierepfad abzuweichen. Wie sagte meine Oma immer so schön: Mach's nicht gut, mach's besser. Und in diesem Fall war es eben nicht besser im Sinne von produktiver, sondern besser im Sinne von BESSER FÜR MICH!

Folge dem weißen Kaninchen

Besser für mich sein oder besser zu mir sein? Was ich für mein Leben wollte, war keine Selbstoptimierung. Ich wollte eine neue, tiefere Bedeutung finden. Als ich im Kreißsaal geschrien hatte, dass ich so nicht weiterleben wollte, waren das keine leeren Worte. Ich drückte die Sehnsucht nach einem Leben aus, das mir entsprach und dem ich seit Jahren hinterherzujagen glaubte. Oft habe ich vor meiner Entbindung gedacht: Ach, dafür habe ich später noch Zeit, habe mich von meinen Bedürfnissen abgewendet und bin weiter die Krankenhausgänge entlanggehastet, ohne den Blick nach links und rechts zu wenden. Dabei hatte ich immer von einem kreativen und bunten Leben geträumt, in dem ich meine vielfältigen Talente nutzen konnte. Natürlich war ich eine passionierte Ärztin und habe hart für diesen Traum gearbeitet. Ich liebte mein Studium, und ich wollte immer mit Menschen arbeiten, aber ich hätte auch gerne Kunst studiert oder etwas Unkonventionelleres gewagt. Die Angst, meine Talente ungenutzt zu lassen und «mein Potenzial zu verschenken», wie es mein Vater einmal ausgedrückt hatte, hielten mich ab. Warum sehen so viele

Menschen den Traum als den richtigen an, der scheinbar das meiste Geld und das meiste Ansehen abwirft? Meine eigenen Vorstellungen von einem «Traumjob», wenn es das überhaupt gibt, waren das jedenfalls nicht. Immer wieder hegte ich Tagträume, wie so ein Leben wohl ausgesehen hätte, wenn ich etwas mutiger gewesen wäre. Wie bunt oder lebensfroh mein Alltag wohl gewesen wäre, wenn ich einfach immer das getan hätte, was mein Herz mir gesagt hätte.

Die Illusion des «eigentlichen» Lebens, von dem wir so oft annehmen, dass es beginnt, wenn man nur mehr Geld, einen besseren Job, ein neues zu Hause oder was auch immer hat, kennt wohl jede*r. Falls auch du auf diesen magischen Tag wartest, dann muss ich dich enttäuschen. Denn dieser Tag hat heute früh schon angefangen, er war gestern schon da und auch vorgestern. Und ja, morgen ist noch so ein Tag. Die ganze Woche besteht in der Tat aus solchen Tagen. Als mir das bewusst wurde, wartete ich nicht mehr, sondern gestaltete mein JETZT so, dass es mir auch im Hinblick auf meine positiven Glaubenssätze immer mehr entsprach – von Tag zu Tag.

~ Ich finde immer eine Lösung, egal wie verfahren die Lage scheint!

~ Mein persönliches Glück ist mehr wert als die Erwartungshaltung anderer.

~ Ich werde alles um mich herum mit Freude und Liebe erfüllen.

Mich daran zu halten, fiel mir nicht immer leicht. Ich musste mich daran erinnern, was in meinem Leben wichtig war, und herausfinden, wie mein neues Leben aussehen sollte – noch dazu ging es nicht mehr nur um mich. Mein kleines Mädchen war jetzt bei mir, und auch in meine Rolle als Mutter musste ich erst hineinwachsen.

Dabei ist die Auseinandersetzung mit der Frage, wie man seine Lebenszeit verbringen will, von höchster Bedeutung für uns alle. Wir Menschen wissen meistens nicht, wie viel Zeit uns vergönnt ist. Allein der Gedanke, dass unsere Zeit endlich ist, sollte aber ausreichen, dass wir danach streben, sie bewusst und, wenn es uns vergönnt ist, nach unseren eigenen Vorstellungen zu verbringen. Die meisten Menschen wissen schon früh im Leben, was ihre Werte sind, ohne dass sie ihnen in besonderem Maße bewusst wären oder sie diese für sich ausformuliert hätten. Sie sind schlicht erfüllt davon. Werte, das sind grundsätzliche Eigenschaften oder Ideale, die dir im Leben wichtig sind und dein Handeln beeinflussen – es sind deine Wertvorstellungen. Das fängt an bei den Werten, auf die wir Menschen in Deutschland uns im Grundgesetz geeinigt haben, zum Beispiel Menschenwürde oder Gleichheit und die freie Entfaltung der eigenen Persönlichkeit. Wobei wir uns oft gar nicht bewusst sind, wie frei wir sein könnten, wenn wir es uns selbst zugestehen würden! Viele Menschen beziehen auch christliche Werte in ihre Lebensgestaltung mit ein: zum Beispiel Nächstenliebe oder Ehrlichkeit. Die sich aber natürlich religionsübergreifend und auch ohne religiösen Kontext genauso finden. Materielle Werte wie Wohlstand oder ein Eigenheim können hinzutreten und selbstverständlich die ganz persönlichen Werte, die man im Laufe des Lebens erlernt oder für sich selbst aufgestellt hat, wie zum Beispiel Freundschaft, Integrität, Naturverbundenheit oder Neugierde, auch Perfektion oder Sicherheit zählen dazu.

Menschen, die mit ihren Werten im Reinen sind, verhalten sich meist intuitiv nach diesen und sind deshalb meist auch das, was wir gemeinhin als «erfolgreich» bezeichnen. Das ist kein Zufall. Denn sie folgen ihrem goldenen Leuchten und tun die Dinge, die wichtig für sie sind, die ihre Werte widerspiegeln und die ihnen Spaß machen. Ihre Werte leiten sie, wenn sie Entscheidungen treffen. Wer Tag für Tag auch im Kleinen nach den eigenen Werten handelt, der hat sehr gute Chancen, dass das eigene Leben immer mehr den eigenen Vorstellungen entspricht und sich das Gefühl von Glück regt.

Ich selbst wollte immer, dass meine Überzeugungen und Ideale sich in meiner Arbeit widerspiegeln. Bei genauerer Betrachtung war ich nämlich nur deshalb so ausgebrannt und unglücklich mit meiner Arbeit, weil sie keine tiefere Bedeutung für mich hatte. Ja, ich half jeden Tag Menschen, aber auf eine Art und Weise, die ich für falsch hielt. Einfach nur dafür zu sorgen, dass das Mindeste für die Patient*innen getan wurde, ohne ihnen wirklich ganzheitlich und nachhaltig zu helfen, frustrierte mich. Meine Werte waren andere, und ich bin überzeugt davon, dass sie eine große Bedeutung für das eigene Glück haben.

Schon immer war es mir wichtig, mich für andere einzusetzen, gegen Ungerechtigkeiten vorzugehen und Menschen stark zu machen. Ich hatte auch nie Angst, das öffentlich zu tun. Für meine Courage gegen Rechtsextremismus in meiner Heimatstadt Wunsiedel wurde ich als junge Frau mehr als einmal tätlich angegriffen und bedroht. Ich erhielt Morddrohungen, und ein Angriff hätte mich das Leben kosten können. Dennoch wusste ich zu jeder Zeit, dass ich das Richtige tat, weil ich nach meinen inneren Werten und Überzeugungen handelte. Hier waren meine Entscheidungen und mein Handeln stets mutig und im Einklang mit dem, was mir wichtig war. Warum konnte ich diese Courage nicht auch im Berufsleben aufbringen? Was hielt mich ab? Was hält dich ab?

Auch heute, da ich Hunderttausende Menschen auf Instagram mit meinen Worten berühren kann und mich wieder Morddrohungen und Beschimpfungen erreichen, weiß ich dennoch, dass ich das Richtige tue und dass ich das aushalten und weitermachen kann, weil ich nach meinen Werten handele. Indem ich anderen Menschen Mut mache, an Güte und Zusammenhalt erinnere und daran, dass wir uns einander bestärken sollten, tue ich genau das. Meine Werte sind mein Motor, wenn ich mit ihnen im Einklang handele, bin ich in meiner Kraft.

Empathie und für andere Menschen da zu sein, das sind Werte, die für mich untrennbar mit individuellem Glück und Erfolg verbunden sind und für die es sich zu kämpfen lohnt. Man mag es kaum glauben, aber all das fand ich nicht in der Klinik. Dort regierten Bürokratie und Kapitalismus. Gewinnoptimierung durch mehr OPs, Steigerung der Rentabilität durch kürzere Liegedauer, mehr Zeit für zwingend vorgeschriebene Dokumentation als am Patienten. Ich möchte gar nicht weiter darüber schreiben, so sehr ekelt mich das alles an. Meine Vision von Patientenversorgung war eine andere. Im Laufe der Zeit erkannte ich, dass ich da raus- und einen anderen Weg finden musste, wie ich mein Wissen und meine Fähigkeit so einsetzen konnte, dass sie meinen Werten entsprachen. Wie ich Menschen tatsächlich helfen konnte, ohne sie als «Produkte» zu sehen, die wie in einer Fabrik abgefertigt und monetarisiert wurden. Ich wollte Menschen helfen, frei und gesund zu leben und sich nicht erst dann um ihre Gesundheit zu kümmern, wenn sie krank geworden waren. In meinem Leben sollte sich dazu alles um Unabhängigkeit, Freiheit und Selbstbestimmung drehen. Das waren Werte, die mich antrieben. Als ich nach meiner Entbindung mit meiner Tochter zu Hause war, setzte ich mich nach einigen Wochen hin und schrieb eine Liste mit Werten nieder, die mein Arbeitsleben bis dato bestimmten:

Perfektion
Dieser Punkt stand ganz oben. Damals lag mein Fokus insbesondere darauf.

Effizienz
Alles, was ich tat, wollte ich optimiert machen ohne Zeit- oder Ressourcenverlust.

Schnelligkeit
Egal was, es muss schnell passieren. Das G in Elena steht für Geduld.

Karriere
Gemeint war die klassische Karriereleiter: von der Ärztin in Weiterbildung über eine sich selbst aufopfernde Oberärztin hin zu einer Chefärztin, die mit Ende 40 dann endlich am Ziel war.

Ehrlichkeit
Immer ehrlich zu sein, war in meiner Familie oberstes Gebot, auch wenn es dadurch öfter mal Streit oder Ärger gab. Dafür gab es keine Lügen oder Geheimnisse, und das ist etwas, das ich nach wie vor als sehr wichtig erachte und auch von anderen einfordere.

Die Liste war natürlich noch länger, aber sie ist ein kleiner Einblick in meine damalige Gedankenwelt und hilft dir vielleicht, bei dir loszulegen und auszumisten.

Im nächsten Schritt hinterfragte ich wie bei den Glaubenssätzen meine Werte und kontrollierte, ob sie wirklich die meinen waren oder ob ich sie beispielsweise unreflektiert von meinen Eltern übernommen hatte. Das tun wir nämlich alle. Manche Werte, die in meiner Familie gelebt wurden, wie etwa das Bewusstsein für die eigenen Privilegien und das Kämpfen für Freiheit und Gleichheit für alle, das vor allem durch unsere jüdische Geschichte geprägt war, schätze ich noch heute und gebe sie an meine Tochter weiter. Andere, wie etwa der übertriebene Ehrgeiz, immer alles richtig zu machen und Entscheidungen unter Einbeziehung sämtlicher Eventualitäten zu fällen, wollte ich so nicht mehr leben. Der Wunsch, anderen zu gefallen und angesehen zu sein, sollten in meinem Leben weniger Gewicht haben, andere wiederum, wie der verbissene Karrierewunsch, entsprach mir nicht mehr und bestimmte dennoch mein alltägliches Leben. Du siehst, wir alle hadern mit uns selbst und unserer Geschichte. Wir sind nicht einfach nur das Produkt anderer Menschen – das ist vollkommen klar. Aber wir werden mitunter viel mehr vom Ballast anderer beeinflusst, als uns bewusst ist.

Ich lade dich deshalb ein, dich deinen Werten zu widmen. Nimm dir einen Zettel und mach dir eine schöne Zeit: Koch dir einen Kaffee oder Tee, setz dich auf deinen Lieblingsplatz und gestalte die Liste nach deinen Wünschen und Vorstellungen. Mach etwas daraus, das dir signalisiert: Hey, das ist echt wichtig für mich!

Schreibe in einem ersten Schritt auf, welche Werte hinter deinen Handlungen stehen: Welche Werte bestimmen in diesem Moment dein Leben? Du kannst die besonders präsenten Werte auch größer schreiben.

Was steckt beispielsweise dahinter, wenn du mehrfach in der Woche mit deinen Freund*innen telefonierst oder du dir Zeit für gemeinsame Aktivitäten nimmst? Ja, genau: Freundschaft ist dir wichtig. Oder vielleicht fällt dir auf, dass du immer alles für andere und vor allem deine Familie gibst. Ist das Hilfsbereitschaft? Verantwortungsbewusstsein? Oder ein Helfersyndrom? Selbstaufgabe? Es verläuft eine feine Linie zwischen Werten, die uns voranbringen (als Individuum genauso wie als Gesellschaft), schützen und stärken, und denen, die uns verglühen lassen. Analysiere, was sich hinter deinen Entscheidungen und Worten verbirgt. Es war auch für mich unfassbar spannend und aufschlussreich. Denn ich musste feststellen, dass ich immer viel zu viel von mir gab. Von allem. Zu viel meiner Zeit, meiner Gedanken, meiner Kraft und auch von materiellen Dingen. Es war unbedingt notwendig für mich, dass ich diese Hilfsbereitschaft und «Geber»-Denken auch mal mir selbst zuteilwerden ließ. *You can't pour from an empty cup* ist zwar wieder so ein Klischee-Spruch für ein Wandtattoo, aber eben auch wahr.

In einem zweiten Schritt schrieb ich hinter jede Zeile, ob diese Werte übernommen waren, ob ich tatsächlich nach ihnen lebte und ob ich das überhaupt wollte. Ein ziemlicher Augenöffner. Denn wie bei den Glaubenssätzen entdeckte ich auch hier viel alten Ballast, den ich mit mir herumschleppte, statt ihn endlich abzulegen. Mein Ansehen etwa ist mir so was von egal. Es schert mich nicht, was die Leute über mich reden, denken oder in mich hineininterpretieren. Es ist mir egal, ob sie denken, ich würde die falschen Entscheidungen treffen, oder ob sie mich verurteilen. Warum also hatte ich so viele Jahre Angst davor gehabt, mein wahres Ich auch im Berufsleben zu zeigen? Mir war viel wichtiger, erfüllt zu sein von dem, was ich tat. Als Multiplikatorin zu wirken für positive Dinge im Leben anderer. Sie zu bestärken, ebenso furchtlos und motiviert durchs Leben zu gehen. Es war Zeit, die rebellische und kreative Elena auch scheinen zu lassen.

Schreibe in einem zweiten Schritt auf, ob du deine Werte von anderen übernommen hast, ob du tatsächlich nach ihnen lebst und ob du das auch wirklich so möchtest.

Im dritten Schritt schrieb ich mal wieder Post-its. Wer schreibt, der bleibt. Das gilt nicht nur im Krankenhaus, sondern kann tatsächlich eine ganz hervorragende visuelle Gedächtnisstütze sein. Ich schrieb alles auf, was mir entsprach: Freiheit für alle, soziale Gerechtigkeit, Gleichstellung, Großzügigkeit, Loyalität, Intelligenz, Optimismus, Kreativität, Kunst, Intuition ... UNABHÄNGIGKEIT. O ja, ich wollte Unabhängigkeit! Mehr als alles andere auf dieser Liste! Und schnell war ich von einem gelben Meer aus Zetteln umgeben. Meine eigenen Werte sprudelten nur so aus mir hervor und auf das Papier. Ich hatte einen wichtigen Schritt in die richtige Richtung gemacht.

Schnapp dir einen Stapel Post-its und leg los: Schreibe auf, welche Werte dir entsprechen. Falls dir das schwerfällt, was ich absolut verstehen kann, dann habe ich auf der nächsten Seite eine kleine (und natürlich unvollständige) Zusammenstellung für dich, die dich inspirieren kann. Flieg erst mal über die Wörter, vielleicht springt dich gleich das ein oder andere an und berührt dich. Markier dir diese Wörter. Und dann lies sie alle einzeln laut vor. Was bedeutet dieser Wert für dich? Wo begegnet er dir im Alltag? Im Beruf? Fehlt er dir? Hättest du gerne öfter das Gefühl? Dann schreib ihn auf einen Post-it. Denk daran: Das ist keine «Larifari-nebenher-Aufgabe», sondern sie soll dein Leben nachhaltig positiv beeinflussen. Also kehr gerne immer wieder zu deinen Zetteln zurück. Kleb sie an einen Ort, wo du sie sehen kannst! Häng sie daheim an deinen Spiegel und lies sie dir durch, bevor du das Haus verlässt. Überfordere dich nicht und konzentriere dich vorerst auf die, die dir am wichtigsten sind. Du wirst sehen, wie sehr es dich beflügelt und wie wenig Reue und Ärger du fühlst, wenn du dein Denken und Handeln danach ausrichtest.

Abenteuer ~ Abwechslung ~ Achtsamkeit ~ Agilität ~ Aktivität ~ Akzeptanz ~ Andersartigkeit ~ Anerkennung ~ Anmut ~ Anstand ~ Anpassungsfähigkeit ~ Altruismus ~ Ästhetik ~ Aufgeschlossenheit ~ Ausdauer ~ Ausgeglichenheit ~ Aussehen ~ Authentizität ~ Balance ~ Begeisterung ~ Beharrlichkeit ~ Beliebtheit ~ Bescheidenheit ~ Beweglichkeit im Geist ~ Bewegung ~ Bewusstheit ~ Dankbarkeit ~ Demut ~ Disziplin ~ Echtheit ~ Effektivität ~ Effizienz ~ Ehrlichkeit ~ Einfallsreichtum ~ Einzigartigkeit ~ Empathie ~ Engagement ~ Entscheidungsfreude ~ Entspannung ~ Erfolg ~ Erkenntnisgewinn ~ Erleuchtung ~ Ernährung ~ Erotik ~ Fairness ~ Familie ~ Fantasie ~ Feinfühligkeit ~ Fleiß ~ Flexibilität ~ Forschergeist ~ Freiheit ~ Freunde ~ Freundlichkeit ~ Frieden ~ Fülle ~ Furchtlosigkeit ~ Fürsorge ~ Geduld ~ Gelassenheit ~ Gemütlichkeit ~ Genauigkeit ~ Genialität ~ Genuss ~ Gerechtigkeit ~ Gesundheit ~ Glaube ~ Gleichmut ~ glückliche Beziehungen ~ Grandiosität ~ Großzügigkeit ~ Güte ~ Harmonie ~ Heilung ~ Herzlichkeit ~ Hilfsbereitschaft ~ Hingabe ~ Hoffnung ~ Höflichkeit ~ Humor ~ Idealismus ~ Individualität ~ innerer Friede ~ Innovation ~ Inspiration ~ Integrität ~ Intelligenz ~ Intuition ~ Kompetenz ~ Konsequenz ~ Kontrolle ~ Kreativität ~ Lebendigkeit ~ Leichtigkeit ~ Leidenschaft ~ Liebenswürdigkeit ~ Leistungsfähigkeit ~ Lernbereitschaft ~ Liebe ~ Loyalität ~ Lust ~ Luxus ~ Mäßigkeit ~ Minimalismus ~ Mitgefühl ~ Motivation ~ Mut ~ Nachhaltigkeit ~ Nächstenliebe ~ Nähe ~ Naturliebe ~ Neidlosigkeit ~ Neugierde ~ Neutralität ~ Offenheit ~ Optimismus ~ Ordnungsliebe ~ Pragmatismus ~ Präsenz ~ Präzision ~ Professionalität ~ Pünktlichkeit ~ Realismus ~ Redegewandtheit ~ Reichtum ~ Reife ~ Reiselust ~ Resilienz ~ Respekt ~ Risikobereitschaft ~ Rücksichtnahme ~ Ruhe ~ Sanftmut ~ Sauberkeit ~ Selbstbestimmung ~ Selbsterkenntnis ~ Selbstliebe ~ Selbstmitgefühl ~ Selbstständigkeit ~ Selbstvertrauen ~ Selbstwert ~ Sensibilität ~ Seriosität ~ Sex ~ Sicherheit ~ Sinn ~ Solidarität ~ Sorgfalt ~ Sparsamkeit ~ Spaß ~ Spiritualität ~ Sympathie ~ Tapferkeit ~ Teamgeist ~ Teilen ~ Toleranz ~ Tradition ~ Transparenz ~ Treue ~ Unabhängigkeit ~ Unbestechlichkeit ~ Verantwortung ~ Verbundenheit ~ Vergebung ~ Verlässlichkeit ~ Vertrauen ~ Wachsamkeit ~ Weisheit ~ Weitsicht ~ Wertschätzung ~ Willenskraft ~ Wissen ~ Wohlstand ~ Würde ~ Zielstrebigkeit ~ Zivilcourage ~ Zufriedenheit ~ Zugehörigkeit ~ Zuneigung ~ Zuverlässigkeit ~ Zuversicht

Zuletzt lade ich dich ein, radikal auszumisten. Sieh dir deine Zettel an. Wenn du über Werte stolperst, die dir Unbehagen oder innere Spannung bereiten, dann weg damit. Deine konservativen Eltern geben dir das Gefühl, falsch zu sein, weil du deine Sexualität auslebst und deine Wahrheit suchst? WEG DAMIT! Nicht dein Tanzbereich! Du wirst das sicherlich respektieren, aber lass dir dadurch nicht deine Freude nehmen. Du bist nicht verantwortlich für innere Konflikte anderer Menschen. Genauso war es bei mir. Meine Familie erwartete, dass ich als die Erste, die in der Familie nach dem Holocaust studierte, als Ärztin im Krankenhaus arbeitete und irgendwann zur angesehenen Chefärztin aufsteigen würde. Aber um ehrlich zu sein, wollte ich das gar nicht.

Welcher Wert soll in deinem Leben von nun an an oberster Stelle stehen? Wie kannst du ihn bewusster und gezielter in dein Leben integrieren? Wie sähe das aus?

Warum ist dir gerade dieser Wert so wichtig? Auch die Antwort auf diese letzte Frage liefert dir erhellende Einsichten.

Sei gütig zu dir selbst. Werte wandeln sich über die Zeit, so wie wir uns verändern. Vielleicht warst du früher oberflächlicher und kannst über deine damaligen Aussagen heute nur den Kopf schütteln, oder du hast Dinge getan, bei denen sich dir jetzt die Nackenhaare sträuben. All das liegt in der Vergangenheit, und du kannst sie nicht mehr ändern. Das Jetzt ist wichtig. Dass jeder neue Tag eine Chance bietet, es anders zu machen. Immer und immer wieder. Deine Werte können übrigens ganz anders aussehen als die auf meiner Liste – mit Sicherheit weichen sie sogar von diesen ab. Vielleicht spielen auf deiner Liste religiöse Werte eine zentrale Rolle. Vielleicht stehen für dich aber auch Erkenntnisgewinn und Forschergeist ganz oben – oder beides. Manchmal werden sich deine Werte auch ändern – wie bei mir, oder du hakst sie innerlich für dich ab, und neue treten hinzu. Wehr dich nicht dagegen, sondern begreife diesen Prozess als Anpassungen der Säulen, die deine Vision vom Leben stützen. Vertraue darauf, dass der Wunsch nach Veränderung etwas Gutes ist, und gehe diesem Wunsch nach.

Als ich meine Werteliste betrachtete, war eine Entscheidung plötzlich glasklar: Ich würde nicht wieder zurück in eine Klinik gehen. Die Arbeit dort entsprach nicht im Geringsten meinen Werten, und daran würde sich in absehbarer Zeit auch nichts ändern. Noch war ich in Elternzeit, was mich in die glückliche Lage versetzte, dass ich einige Monate Zeit hatte, um mir zu überlegen, was ich stattdessen tun wollte. Ich wusste zwar immer genau, was mich neben der Medizin interessierte, aber ich hatte mir nie zugestanden, diese scheinbar «unwichtigen» Themen in den Blick zu nehmen. Durch die Glaubenssätze, die mich so lange begleiteten, hatte ich mir diese Gedanken nicht einmal erlaubt.

Aber nachdem ich diese sorgfältig aussortiert hatte, dachte ich mir: Warum eigentlich nicht? Was soll schon passieren?

Wie konnte ich meine Werte in eine konkrete Idee, eine Vision für mein Leben einfließen lassen? Ich wollte anderen Menschen wirklich helfen. Ich wollte so viele Frauen wie möglich dazu ermutigen, ihr Leben selbst in die Hand zu nehmen und aus dem Gefängnis aus Erwartungen und Ängsten auszubrechen. Kreativ und flexibel war ich schon immer, Angst, in der Öffentlichkeit zu stehen, hatte ich auch keine, obwohl ich mich auf keinen Fall als typische Rampensau beschreiben würde. Ich kann, wenn ich will, aber möchte nicht müssen. Does this make sense? Also ging ich einen Schritt nach dem anderen, probierte mich aus. Überwand mich, in mein Handy zu sprechen und mein Wissen und meine Gedanken mit völlig Fremden zu teilen, und wartete ab, was passieren würde. Und es zahlte sich aus. Nicht von Anfang an, aber nach und nach. Auch das ist etwas, das ich lernen musste: Geduld. Und das Vertrauen darauf, dass ich meiner eigenen Intuition lauschen durfte und endlich MEINE Stimme den Ton angab.

Wenn du also in einer ähnlichen Lage bist, frage dich Folgendes: Wie kann ich mein Leben so gestalten, dass meine Werte, Interessen und meine Fähigkeiten Platz finden und sich gegenseitig ergänzen? Greif mit mir nach den Sternen und finde dein goldenes Leuchten!

Auf zu den Sternen

Wenn du versuchst, deine Identität, deine Bestimmung oder deine Herzenswünsche zu erkunden, dann nimm dir Zeit. Während der Pandemie haben viele Menschen zwangsweise eine Auszeit zu Hause verbracht. Diese Zeit war für fast alle von uns von immensen Ängsten begleitet, aber sie war für einige die Chance, aus dem ewig gleichen Trott, ja aus dem berühmt berüchtigten Hamsterrad auszubrechen. Wenn man so abrupt auf das Wesentliche zurückgeworfen wird und man wieder Zeit hat nachzudenken, dann ist da auch plötzlich Platz für Träume und Ideen. Für Spinnereien und Konzepte, die fernab des bisherigen Plans oder Alltags liegen. Ich weiß, diese Auszeit ist nicht für alle finanziell oder durch ihre Familienkonstellation machbar, aber versuch, dir diese Zeit freizuräumen, wenn es irgendwie geht. Denn diese Zeit ist nicht vertan, sondern eine große Hilfe dabei, wieder klar zu sehen, was dir wirklich wichtig ist. Ich habe schon über Glaubenssätze und Werte geschrieben, aber da gibt es ja noch so viel mehr, das uns als Individuen ausmacht. Ich habe dir deshalb ein paar Fragen zusammengestellt, die mir sehr geholfen haben und die du dir nacheinander oder auch querbeet beantworten kannst, um deinem goldenen Leuchten auf die Spur zu kommen.

- Welche Themen interessieren dich?
- Was wolltest du schon immer tun, hast dich bisher aber nicht getraut?
- Für welche Dinge hattest du schon immer eine unerklärliche Leidenschaft?
- Welche Aufgaben sind dir am wichtigsten?
- Welche Aufgaben erledigst du nur, weil andere es von dir erwarten oder verlangen?
- Welche Themen machen dich wirklich wütend?
- Was unternimmst du, wenn du Spaß haben willst?
- Gibt es etwas, für das du bekannt sein möchtest?
- Gibt es etwas, an das du glaubst, das größer ist als du?
- Was sind deine Stärken und Talente?
- Was hält dich zurück?

Du kannst diese Fragen ganz für dich allein beantworten oder auch geliebte Menschen in deinem Leben nach ihrer Einschätzung fragen. Manchmal ergeben sich durch den Austausch Blickwinkel auf dich, die dir selbst verborgen bleiben, weil du sehr kritisch mit dir bist und dein Licht unter den Scheffel stellst. Vielleicht hast du einige Fähigkeiten oder frühere Leidenschaften schlicht vergessen, oder sie lagen brach, und ein gemeinsamer Blick in die Vergangenheit – ob mit Verwandten oder Kindheits- und Jugendfreunden – führt zu aufregenden Wiederentdeckungen.

Eine kleine Erinnerung möchte ich dir an dieser Stelle mit auf den Weg geben: Nur weil andere ein bestimmtes Bild von dir haben, muss dieses Bild dir nicht entsprechen, und du musst dieses Bild auch nicht erfüllen. Lass dich davon nicht verwirren, sondern nimm diese Bilder vielmehr als Facetten wahr, die andere in dir sehen und die sich in einem anderen Licht auch wandeln können. Wenn du trotzdem merkst, dass der Austausch dich irritiert und von deinen eigenen Wünschen und Bedürfnissen wegführt, dann verzichte vorerst auf die Perspektive von außen.

Viele Menschen, die mich nicht persönlich kennen, denken, ich bin ein sehr ernster und kontrollierter Mensch. Das genaue Gegenteil ist der Fall, und wenn sie mich dann kennenlernen, höre ich oft: «Wahnsinn, du bist ja total albern und lustig.» Oder auch: «Ich hätte nie gedacht, dass du so frank und frei redest.» Jeder von uns gibt nach außen ein Bild ab, das die Wahrnehmung anderer bestimmt. Wir haben das in der Hand und können das auch bewusst einsetzen, um uns zu schützen. Ich mache das auch. Nicht jeder soll meine verspielte und impulsive Version kennen, und manchmal wäre das auch völlig fehl am Platz. Dass andere dann denken, ich sei immer so, ist mir egal. Denn das liegt außerhalb meines Einflussbereichs. Ich weiß ja genau, wie ich mich wann verhalte. Also sei nicht erschrocken oder traurig darüber, wenn andere nicht erkennen, was in dir steckt. Wahrscheinlich hast du es ihnen aus gutem Grund nur noch nie gezeigt.

Merke: Du hast in jedem Moment deines Lebens die Freiheit, deine Meinung oder deine Pläne zu ändern und einen Weg einzuschlagen, der für dich der passende ist. Du brauchst dafür nicht die Erlaubnis anderer Menschen. Ich weiß aus eigener Erfahrung, wie unfassbar schmerzhaft und beschämend das sein kann, gerade wenn man in der Öffentlichkeit steht. Aber ich weiß ebenso, dass es es nie wert ist, wegen des Drucks von außen oder der Angst vor Veränderung gelähmt in einer Situation auszuharren, die auf Dauer nicht erfüllt. Denn so ist das Leben, wir treffen unsere Entscheidungen, und oftmals wird das anderen nicht gefallen oder etwas in ihnen triggern, für das wir nicht verantwortlich sind. Lass dich nicht von dem Wunsch leiten, immer alles richtig machen zu wollen. Das wird sowieso nicht gelingen. Folge stattdessen deiner Intuition und deinem Herzen und triff mutige Entscheidungen. Es mag manchmal schmerzhaft sein, aber der Wunsch nach Veränderung ist aus gutem Grund in dir. Höre genau hin, und dann auf ins Chaos. Am Ende wird alles irgendwie gut. Du und ich, wir finden eine Lösung. Damit dich lebensverändernde Entscheidungen nicht komplett aus der Bahn werfen und wir alle wissen, dass sie das Potenzial haben, ist eine sichere Basis das Wichtigste. Also ist der erste Schritt zu mehr Freiheit, das Sicherheitsnetz zu spannen, das dich auffängt, wenn du doch mal stolpern und stürzen solltest. Ich habe es auch gebraucht, und ich bin froh, dass ich mich rechtzeitig darum gekümmert habe. Sobald es erst mal gespannt ist, *go for it*.

i
am

Jahrelang hatte ich immer mehr gegeben, als ich eigentlich konnte, ich hatte meinen Körper ausgebeutet, war permanent übermüdet, und durch die ständige Überlastung hatte ich weder einen funktionierenden Zyklus noch einen geregelten Schlafrhythmus. Harte Arbeit kann erfüllend sein, aber eben nicht um jeden Preis. Ich kenne kaum jemanden, der unter so gesundheitsschädlichen Bedingungen arbeitet wie medizinisches Personal – und dabei an der eigenen Belastungsgrenze und weit darüber hinaus für das Wohlergehen anderer sorgen soll. Es gab Monate, da hatte ich kein einziges freies Wochenende, die Arbeitszeiten wurden einfach nie eingehalten, freie Tage nicht gewährt, und Zeit für Essen, Schlafen und Pausen gab es sowieso nicht. Geld regiert die Welt, und krank sein ist zwar teuer, aber eben auch ein Business, das sich für Investor*innen lohnen kann. Das klingt sehr zynisch, wenn ich als Ärztin so etwas schreibe, aber es ist, wie es ist. Die Dinge müssen benannt werden, damit sie sich ändern können. Und auch ich musste analysieren, was da in den letzten Jahren alles falsch gelaufen war. Als ich nach der Entbindung meiner Tochter im Wochenbett versuchte, zur Ruhe zu kommen und mich von den Strapazen zu erholen, wurde mir erst richtig klar, welchen Raubbau ich an mir selbst betrieben hatte. Die Tatsache, dass ich medizinische Hilfe gebraucht habe, um überhaupt schwanger zu werden, war nicht genug gewesen, um mir die Augen zu öffnen. Der Kontrollverlust während der Geburt jedoch schon. Natürlich ist es mit einem Neugeborenen zu Hause schwer, sich von einem chronischen Schlafmangel zu erholen, und auch geregelte Essens- und Pausenzeiten lagen noch in weiter Ferne. Aber trotz allem war da zum ersten Mal seit Langem kein Druck, performen und Leistung erbringen zu müssen. Es fühlte sich befreiend an, und endlich konnte ich innehalten, um mich zu fragen, wer ich eigentlich sein wollte. Welche Ziele waren nun von Bedeutung? Ursprünglich hatte ich geplant, dass mein Mann in Elternzeit gehen würde und ich direkt wieder beginnen würde zu arbeiten. Das hatte ich jedoch noch im Kreißsaal verworfen. Auf einmal erschien mir diese krankhafte Fixierung auf die Arbeit albern, und ich wollte nichts mehr, als bei meiner Tochter zu sein. Ich wäre auch körperlich gar nicht in der Lage gewesen, nach einigen Wochen wieder arbeiten zu gehen. Die jahrelange Erschöpfung und daran anschließende Schwangerschaft hatte Spuren hinterlassen, und ich wollte mich endlich um mich selbst kümmern, nicht aufgearbeitete innere Konflikte adressieren und mich wieder um meine eigenen körperlichen Bedürfnisse kümmern. Ich schrieb eine Liste mit all den Dingen, die ich normalerweise Patient*innen geraten hätte. Blutwerte, Krebsfrüherkennungsuntersuchungen, Friseur, endlich wieder einen sportlichen Ausgleich nach dem Wochenbett und Zeit für gesunde Ernährung und Ruhephasen.

«Wenn ich Zeit habe, dann kümmere ich mich schon noch darum.» – Sätze, die ich oft höre, wenn ich Freundinnen frage, ob sie dieses Jahr schon bei der Krebsfrüherkennung waren. Gesundheit – aus meiner Sicht als Ärztin ist das ein Bereich unseres Lebens, der von zentraler Bedeutung ist. Meistens erkennen wir Menschen das allerdings erst, wenn wir schon angeschlagen sind. Dabei kommen einige mit gesundheitlichen Problemen auf die Welt, und über manche brechen diese ganz plötzlich herein und krempeln ihr Leben komplett um, bei den meisten schleichen sie sich über die Jahre ein, sind Ergebnis von Überlastung, Vernachlässigung eigener Bedürfnisse, und am Ende ist es manchmal sehr schwierig, seine Gesundheit zurückzuerlangen. Und so wirklich lernen wir es ja nirgends, was es heißt, gesund zu leben. Weder in der Schule noch später wird der Fokus auf Prävention und medizinische Aufklärung gelegt. Natürlich kennen wir die ekligen Bilder auf den Zigarettenpackungen, und wir haben in der Schule bestimmt alle etwas über die Lebensmittelpyramide gehört. Aber das war es dann auch schon. Stattdessen: Firmen, die ganz legal Fast Food für Kinder bewerben, fehlender Kochunterricht in den Schulen, schließende Freibäder und Sportstätten und nicht vorhandene Konzepte zur Steigerung der körperlichen Aktivität durch alle Altersgruppen. Es ist wirklich nicht einfach, ein präventives Leben zu führen, wenn das scheinbar gar nicht erwünscht ist. Das sind nur ein paar Beispiele dafür, dass offenbar kein allzu großes Interesse an Gesundheit und Prävention besteht.

Ich möchte dich in diesem Kapitel dazu ermutigen, deine Gesundheit selbst in die Hand zu nehmen, wo immer es geht, und auf dich zu achten, bevor deine Kräfte schwinden. Wir können nicht immer darauf vertrauen, dass uns so geholfen wird, wie wir es brauchen, aber wir können in einem ersten Schritt gut für uns selbst sorgen und in einem zweiten Schritt sorgsam auswählen, wem wir unsere Gesundheit anvertrauen. Es gilt, wie in allen Lebensbereichen, den Mut zu haben, für sich selbst einzustehen, wichtige Self-Care nicht hintanzustellen, sich nicht von Perfektionismus lähmen zu lassen und noch besser zu performen, sondern zu sich selbst und den eigenen Bedürfnissen zu stehen – und dann, so gut es geht, für sich zu sorgen. Keine Bange, es wird keine Schokoladen- oder sonstige Verbote geben, es wird auch nicht um Krebsfrüherkennung und -vorsorge gehen, die dir allerdings, und das merke dir bitte, zustehen und die du wahrnehmen solltest, aber ich möchte dir ein paar einfache Stellschrauben näherbringen, an denen du drehen kannst, um dich stärker zu fühlen.

Als ich nach meiner Entbindung jeden Tag die Kompressen für meine Geburtsverletzungen und wunden Brüste wechselte und manchmal nicht wusste, ob ich lachen oder weinen sollte angesichts der körperlichen Verfassung, in der ich mich befand, fasste ich einen Entschluss. Dass ich ab sofort gut auf mich achten würde – nicht nur um meinetwillen, sondern auch, um für meine Tochter da sein zu können und ihr ein gutes Vorbild zu sein. Ich hatte zu diesem Zeitpunkt, ehrlich gesagt, nicht die Hoffnung, mich jemals wieder wohl in meinem Körper zu fühlen. Das war wohl auch den irren Mengen an Hormonen geschuldet, die durch meinen Körper rauschten, aber ich wollte dennoch pfleglich mit mir umgehen und das Beste aus der neuen Situation machen. Ich lernte mich gerade vorsichtig neu kennen, genau wie meine Tochter, und vor allem lernte ich, was es heißt, sich selbst für einen anderen Menschen voll und ganz hinzugeben. Egal wann, egal wo, sie war meine Priorität. Da fiel es schwer, all das umzusetzen, was mir so sehr auf der Seele brannte, und ich musste mich einfinden in eine neue Art Fremdbestimmung, die ich doch so sehr ablehnte. Falls du dich also auch gerade als frischgebackene Mutter in so einer Gedanken- und Gefühlsspirale befindest, dann sei dir gewiss: Es geht vorbei. Im Nachhinein wäre ich gerne weniger verbissen gewesen und hätte im Jetzt den Babyduft genießen sollen. Stattdessen konnte ich den nächsten Schritt meiner eigenen Entwicklung kaum erwarten und machte mir so schon wieder Druck. Es war aber wie immer alles für etwas gut, auch wenn es meistens im Rückblick erst klar wird, denn dadurch war ich unendlich motiviert, meine Selbstständigkeit voranzutreiben. Ich wollte immer bei ihr sein können, wenn sie mich brauchte, und das trieb mich an. Gleichzeitig wollte ich heilen und wollte es diesmal richtig machen. So wie ich es eben meinen Patient*innen geraten hätte, ohne Kompromisse oder Ausreden.

Ich brauchte eine Basis, von der aus ich neu anfangen konnte und auf die ich aufbauen wollte. Das sollte aber nicht nur meine körperliche Verfassung betreffen, sondern ich wollte auch umfassend an meiner mentalen Stärke und meinem inneren Frieden arbeiten. Ich wollte ausmisten und neu aufbauen – wortwörtlich und im übertragenen Sinne. Meine Wohnung, genauso wie mein Umfeld.

Bevor ich beschreibe, wie ich meine Basis von Grund auf neu errichtet habe, möchte ich dir noch eines mit auf den Weg geben: Erkrankungen oder krank zu sein bedeutet nicht, dass du versagt hast, dass dein Körper weniger wert ist, du dich schuldig fühlen solltest oder du keinen Erfolg haben kannst oder wirst. Kapitalismus und Leistungsgesellschaft erschweren es uns Menschen, unsere Gesundheit zu schützen, es erscheint vielmehr erstrebenswert, über die eigenen

Grenzen hinauszugehen: weniger Schlaf, kurz einen Snack am Schreibtisch, Arbeit auch am Wochenende – die Liste ist endlos. Es ist Aufgabe von uns allen, ja, auch des Staates, Strukturen und Ungerechtigkeiten zu bekämpfen, die dazu führen, dass Menschen eher erkranken, als dass sie ein gesundes Leben führen können. Eine Realität: Armut macht krank, und Krankheit macht arm. Chronisch kranke Menschen, ebenso wie arme Menschen haben es durch strukturelle Benachteiligung in vielen Bereichen sehr viel schwerer als gesunde oder wohlhabende Menschen. Wenn du gesund bist, dann schau auch nach links und nach rechts, erkenne Benachteiligungen und schau, wie du Menschen, die davon betroffen sind, zur Seite stehen kannst.

The life changing magic of sleep

Ich hatte einen Anatomieprofessor, für den war Schlaf heilig. Oft erzählte er uns von seinen Indienreisen in den wilden Siebzigern und davon, wie er zum Yoga gefunden hatte. An manchen Tagen plauderte er auch recht detailliert und zum allgemeinen Entsetzen aller Student*innen von den Vorteilen des Tantrasex. Diese anatomischen Vorlesungen haben sich für immer in mein Hirn eingebrannt. Was er außerdem und ausnahmslos in jeder Vorlesung predigte: Vergesst das Schlafen nicht! Er untermalte seine Argumentation mit physiologischen Erklärungen und aktuellen wissenschaftlichen Veröffentlichungen, aber auch mit ayurvedischen Theorien, die er während seiner Indienreisen kennengelernt hatte.

Ich muss gleich mal beichten, denn ICH bin jemand, die sich, was das Schlafen betrifft, absolut nicht an das hält, was sie anderen rät. Nichtsdestotrotz weiß ich eigentlich sehr genau, was mir guttun würde: zum Beispiel regelmäßiger, sieben bis neun Stunden andauernder, ununterbrochener Nachtschlaf. Diesen und weitere Tipps möchte ich gerne mit dir teilen. Denn wer ausgeschlafen ist, hat gleich viel mehr Power, um selbstbestimmt und mutig zu sein. Um dich zu motivieren, an einer guten Schlafhygiene zu arbeiten, kommen hier die Top-4-Gründe, warum Schlaf für Körper und Seele so wichtig ist.

1. Unser Gehirn braucht diese Auszeit

Natürlich schaltet sich unser Gehirn nie wirklich ab, aber es durchläuft beim Schlafen wichtige regenerative Prozesse.

Wer an Schlafentzug leidet, dessen mentale Fähigkeiten nehmen rapide ab. Unser Gehirn verliert deutlich messbar an Leistungsfähigkeit. Wir fühlen uns neblig im Kopf, können nicht mehr so schnell reagieren und treffen schlechtere Entscheidungen. Extreme Müdigkeit hat sogar einen vergleichbaren Effekt auf unseren Geist wie Alkohol. Schon siebzehn Stunden ohne Schlaf beeinträchtigen das Reaktionsvermögen wie 0,5 Promille Alkohol im Blut, 22 Stunden ohne Schlaf wirken wie 1,0 Promille Alkohol im Blut.

Und mit ausreichend Schlaf? Wenn wir ausgeschlafen haben, ist unsere Aufmerksamkeit verbessert, wir sind konzentrierter und motivierter. Wir lernen leichter, wir sind bessere Problemlöser*innen und noch dazu entscheidungsfreudiger, wobei wir deutlich bessere Ergebnisse erzielen. Das sollte doch eindrücklich genug sein, um sich sofort eine ordentliche Mütze Schlaf zu gönnen!

2. Unser Körper braucht eine Auszeit

Chronischer Schlafmangel erhöht das Risiko für Herz-Kreislauf-Erkrankungen, Nierenerkrankungen, Diabetes, Schlaganfälle, Depressionen, und er schwächt unser Immunsystem. Wie Studien gezeigt haben, braucht der Mensch durchschnittlich sieben bis acht Stunden Schlaf. Wer kürzer ruht, bei dem ist das Risiko für eine Krebserkrankung erhöht.

3. Schlaf verbessert die Impulskontrolle

Ausreichend Schlaf sorgt dafür, dass du deine Emotionen und somit deine Reaktionen besser im Griff hast. Launenhaftigkeit und Impulsivität sind nicht gerade förderlich, wenn du versuchst, mutig und glücklich durchs Leben zu gehen. Im Gegenteil, du neigst eher zu risikoreichem Verhalten und triffst gefährliche Entscheidungen. Wenn du souveräne und intuitive Entscheidungen treffen möchtest, klappt das am besten mit mehr als sieben Stunden Nachtschlaf – wenn möglich ohne Unterbrechungen.

4. Schlaf hilft, das Gewicht zu halten

Schlafmangel beeinträchtigt die Fähigkeit unseres Körpers, wichtige Botenstoffe zu regulieren. Das führt unter anderem dazu, dass Menschen mit schlechten Schlafgewohnheiten mehr Hunger haben und mehr essen als Menschen mit einem gesunden Schlafrhythmus. Eine Studie konnte zeigen, dass Erwachsene mit Schlafmangel ein deutlich erhöhtes Risiko haben, fettleibig zu werden und am metabolischen Syndrom zu erkranken. Dabei spielen besonders Ghrelin und Leptin eine wichtige Rolle – Botenstoffe, die ein Sättigungsgefühl vermitteln. Bei Schlafmangel werden diese Stoffe negativ beeinflusst, und es kann dadurch zu einer gesteigerten Nahrungsaufnahme und somit Gewichtszunahme kommen.

Schlechter Schlaf allein macht natürlich noch nicht fettleibig, dazu tragen weitere Faktoren bei, aber durch ausreichenden Schlaf kann man dem Körper helfen, gesund zu bleiben und aktiv beziehungsweise passiv und in der Horizontalen dazu beizutragen.

Auch ich zähle übrigens zu denjenigen, die abends viel zu lange wach bleiben, nachts noch am Bildschirm arbeiten oder fernsehen, um dann anschließend hellwach und mit kreisenden Gedanken im Bett zu liegen. Schreckliche Nachrichten, Stress im Job, schreiende Kleinkinder, gesundheitlich angeschlagene Eltern – es gibt so viele Dinge, die mir nachts durch den Kopf gehen, wenn ich doch eigentlich zur Ruhe kommen möchte. Eine erholsame Nacht ist aber essenziell für unseren Organismus, und wer dauerhaft zu wenig oder zu schlecht schläft, wird irgendwann krank.

Maßgeblich beteiligt an der Regulation unseres Schlaf-wach-Zyklus ist das Hormon Melatonin. Dieses wird, wenn es dunkel wird, in der Epiphyse – einem Bereich des Zwischenhirns – gebildet und fördert unseren Schlaf. Während der Nacht steigt es an und erreicht etwa gegen 3:00 Uhr morgens seine höchste Konzentration. Durch helles Licht und vor allem blauwellige Anteile wird die Ausschüttung aber gehemmt. Und dieses Licht strahlt uns vor allem von Bildschirmen, Displays und einigen LEDs entgegen. Außer diesem absoluten Schlafkiller gibt es natürlich noch tausendundeinen Grund mehr, warum der eigene Schlaf gestört sein kann, hier also ein paar Tipps für eine bessere Schlafroutine.

1. Versuche, jeden Tag ausreichend Zeit an der frischen Luft zu verbringen und dich mindestens für zwanzig Minuten zu bewegen. Verzichte aber auf intensiven Sport 2–3 Stunden vor dem Zubettgehen.

2. Bring optische und wortwörtliche Ruhe in dein Schlafzimmer. Versuche, es jeden Morgen aufgeräumt und mit gemachtem Bett zu verlassen. Am Abend sollte es dunkel genug und gemütlich sein, damit sich dein Körper auf Entspannung und Erholung einstimmt.

3. Die optimale Temperatur im Schlafzimmer liegt bei 16–19 Grad Celsius, kann aber natürlich bei persönlichen Vorlieben variieren.

4. Vermeide am Abend den Einfluss von blauwelligem Licht, die blauen Wellenlängen stören die zirkadiane Rhythmik und verwirren deine innere Uhr. Dazu gehören Displays aller Art oder auch manche LEDs, je nach Spektrum. Wer trotzdem gerne noch etwas TV schauen möchte oder am Handy spielen, sollte unbedingt die Nachtfunktion am Display aktivieren.

5. Auch Alkohol, Koffein und Nikotin können den Körper aus dem Konzept bringen. Versuche, diese Stoffe also 2–3 Stunden vor dem Zubettgehen zu meiden.

6. Zu schwere Mahlzeiten oder Obst solltest du ebenfalls direkt vor dem Zubettgehen eher meiden.

7. Wenn du unter Einschlafproblemen leidest, solltest du das Bett allein zum Schlafen oder für Sex nutzen. Der Fernseher im Schlafzimmer ist zwar allseits beliebt, aber wer Probleme mit dem Schlaf hat, sollte ihn besser verbannen.

8. Entwickle eine Abendroutine, die dir hilft, den Tag entspannt abzuschließen. Du könntest zum Beispiel mit einem Aromaöl duschen oder baden, dir danach einen Tee kochen, zehn Minuten meditieren und noch einige Zeit im Bett lesen.

Routinen helfen deinem Körper, vom Stressprogramm aufs Entspannungsprogramm zu wechseln.

9. Falls du nachts aufwachst und nicht mehr in den Schlaf findest, dann versuche, etwas Beruhigendes, Entspannendes zu tun, zum Beispiel zu lesen oder zu meditieren. Verlasse dazu das Bett und kehre erst wieder zurück, wenn du das Gefühl hast, müde genug zu sein, um einschlafen zu können. Schalte jetzt auf keinen Fall den Fernseher oder dein Handy ein, und achte auf gedimmtes Licht.

10. Masturbieren kann bei Schlafproblemen helfen. Ja, das meine ich ernst. Masturbation erhöht den Spiegel entspannender Hormone, was das Einschlafen erleichtert. Auch Sex vor dem Schlafengehen hat laut einer Studie diesen angenehmen Effekt und fördert die Schlafqualität.

Wie gesagt, für Schlafprobleme kann es tausendundeinen Grund geben. Sie sind genauso individuell wie die Menschen, die unter ihnen leiden. Einige äußere Einflüsse können wir nur schwer beeinflussen, wie zum Beispiel Straßenlärm, Schichtdienste oder unsere Kinder, die nachts ihre Eltern brauchen. Auch Angststörungen, Depressionen und andere psychische sowie körperliche Erkrankungen können hinter schlechtem Schlaf stecken. Solltest du also alle Tipps ausgeschöpft haben und weiterhin unter Schlafproblemen leiden, empfehle ich dir einen Besuch bei deiner Hausärztin oder deinem Hausarzt. Chronische Schlafprobleme sind ein immenser Einschnitt in die Lebensqualität, und professionelle medizinische Unterstützung in Anspruch zu nehmen, ist ein wichtiger Schritt für deine Gesundheit.

Manchmal ist aber auch einfach die Seele müde. Man ist so müde von den immer gleichen Reizen, vom Alltag und davon, alle Bälle in der Luft zu halten. Dann lohnt es sich, aus diesem Alltag auszubrechen, ein Abenteuer zu erleben. Mach etwas, wodurch du dich lebendig und frei fühlst. Sodass du ganz tief und unbeschwert durchatmen kannst und deinen Geist aufweckst. Das kann ein Ausflug in die Natur sein, eine lange Reise, der langersehnte Besuch eines Kunstmuseums, etwas außergewöhnlich Leckeres zu essen oder eine besondere Pause in Stille und Meditation einzulegen. Dieser Weckruf sieht für jede und jeden anders aus, finde deinen ganz eigenen.

Die Biochemie des Glücks

Ich liebe den menschlichen Körper, er ist ein Wunder. Wenn du dich näher mit seiner Funktionsweise beschäftigst, wirst du fasziniert sein und besser für dich sorgen können. Da sind so viele unglaubliche Zusammenhänge. Und obwohl wir immer mehr davon verstehen und analysieren können – es wird wohl niemals alles ans Licht kommen. Ein Organ, das mich besonders in seinen Bann gezogen hat, ist das Gehirn, denn es steckt voller Geheimnisse. Wenn du dir eine Basis schaffen willst, von der aus du deine Träume und Wünsche Schritt für Schritt anpacken kannst, dann lohnt es sich, dass du dir das körpereigene «Glückssystem» mal genauer ansiehst. Du kannst nämlich einiges dafür tun, dass dieses System in deinem Sinne arbeitet. Wir denken oft, dass das Glück von außen kommt und wir sowieso keinen Einfluss haben, aber wenn dir ein wenig Wissen dabei helfen kann, dich selbst zu stärken, dann *let's go for it*, oder? Wenn du nämlich weißt, wie du dich selbst stärken kannst, dann hilft dir das, durch schwere Zeiten zu navigieren.

Ich selbst hatte kurz vor meiner Schwangerschaft eine Phase der absoluten Erschöpfung und Freudlosigkeit. Die vielen Nachtdienste und die damit verbundenen negativen Erfahrungen und die Ausbeutung von uns Ärzt*innen und dem Pflegepersonal ließen mich in eine Negativspirale fallen. Jeder Nachtdienst war geprägt von einer negativen Erwartungshaltung, ich befürchtete nur das Schlimmste, war permanent genervt und fand keinen Ausgleich für meinen Stress. Aber ich kümmerte mich trotz besseren Wissens auch nicht darum, aus diesem Zustand auszubrechen. Bis mich ein tätlicher Angriff durch eine Betrunkene endgültig zur Kündigung bewegte und ich beschloss, vorerst in einem kleineren Krankenhaus zu arbeiten. Bessere Dienste, weniger körperlicher Stress und wenigstens ab und zu endlich mal Freizeit halfen mir immens dabei, den fröhlichen und unbeschwerten Teil meiner Seele zu aktivieren. Zumindest reichte es aus, um meinen Pfad der Perfektion weiter entlangzuhasten. Dass ich dennoch chronisch erschöpft war und mich nicht wirklich ausreichend um mich selbst kümmerte, war mir zwar bewusst, aber mein Fokus lag weiterhin darauf, immer mein Bestes und noch viel mehr zu geben. Manchmal kann man nichts machen, außer weiter.

Die letzten Jahre und ganz besonders die Pandemie hatten für uns alle eine extra Portion Stress, Angst und Überforderung im Gepäck. Die perfekte Ausgangslage für psychische Erkrankungen und somatische Manifestationen unseres Leids. Wenn du unter Dauerbelastung stehst, sind deine Stresszentren aktiviert, und dein Gehirn muss viele verschiedene Dinge gleichzeitig erledigen. Während der Coronapandemie kamen der mentale Ausgleich und Entspannung aufgrund von Lockdown und Social Distancing viel zu kurz. Früher oder später kann es da schon mal zu einer Dysbalance im feinen Gleichgewicht der Neurotransmitter kommen. Die Folge: Veränderungen im Wesen, Gefühle wie Hoffnungslosigkeit, Ängste, vielleicht ein neu auftretendes Suchtverhalten, das die Lücke füllen soll. Das kann von gesteigertem Handykonsum über Computerspiele, Kaffee, Nikotin und Onlineshopping alles sein. Du fühlst dich vielleicht permanent müde, ohne dass Schlaf diesen Zustand bessert. Es fällt dir schwer, selbst kleinste Aufgaben zu erledigen oder durchzuziehen, du gehst nur noch von negativen Ergebnissen aus oder verlierst dich zwanghaft darin, Dinge zu kontrollieren. Diese kleine Symptomübersicht kann eine Konsultation beim Hausarzt oder Psychologen nicht ersetzen und dient nicht zur Selbstdiagnose, allerdings kann sie dich ermutigen wahrzunehmen, wie es dir geht, und hilft dir im Idealfall, deine Gefühle oder ein neu aufgetretenes Verhalten schneller einzuordnen. Depressionen und Angststörungen waren eine häufige Diagnose in den letzten Jahren und bedürfen dringend professioneller Hilfe. Dass das mit einem maroden Gesundheitssystem oft sogar Jahre dauern kann, ist unfassbar traurig und für Betroffene zuweilen sogar ein Todesurteil. Ich hoffe sehr, dass sich das Blatt zum Besseren wendet und alle Menschen zeitnah die Hilfe bekommen, die sie so dringend brauchen. Wenn du gerade akut Hilfe brauchst, dann gibt es Notfallnummern wie zum Beispiel die der Telefonseelsorge. Dort bekommst du auch dann Hilfe, wenn du es gerade nicht schaffst, das Haus zu verlassen oder kein Therapieplatz frei ist. Ruf einfach an!

Damit du besser verstehst, was hinter deinen Gefühlen steckt und wie du selbst im Kleinen Einfluss auf dein «Glückssystem» nehmen kannst, erkläre ich dir, was genau sich eigentlich dahinter verbirgt. An unseren Emotionen und unserem Glücksempfinden im Speziellen sind natürlich noch andere Botenstoffe beteiligt, aber nimm das Folgende als eine kleine Einleitung und Übersicht zur Funktionsweise deines Gehirns.

Die vier Big Player in deinem «Glückssystem» sind Dopamin, Oxytocin, Serotonin und Endorphine. Diese Botenstoffe übernehmen in verschiedenen Gehirnarealen wichtige Aufgaben und vermitteln uns ein Gefühl von Glück, Selbstvertrauen, Zufriedenheit und Liebe.

Dopamin

Dopamin ist ein wichtiger Botenstoff und spielt eine Rolle bei Motorik, Motivation, Emotion und kognitiven Prozessen. Störungen in der Funktion findet man bei vielen Erkrankungen des Gehirns, wie Depression, Parkinsonsyndrom, Schizophrenie oder Substanzabhängigkeit. Es hat einen Anteil an unserem Willen, Ziele zu erreichen und uns dafür zu motivieren. Ein «Mangel» bewirkt unter anderem, dass das Selbstwertgefühl sinkt, du dich müde und motivationslos fühlst, du wichtige Dinge lieber aufschiebst. In schweren Fällen kann auch Apathie ein Anzeichen sein. Solltest du auffällige Änderungen bemerken, bitte vereinbare einen Termin bei deiner Hausärztin/-arzt und lass dich untersuchen. Auch Schilddrüsenprobleme können zu ähnlichen Symptomen führen, und weitere ernste Krankheiten sollten immer ausgeschlossen werden, bevor man sich mit Selbsthilfemethoden begnügt.

Obwohl es seit Jahrzehnten untersucht wird, sind Forschende nach wie vor verdutzt, auf welche Mechanismen Dopamin im Gehirn einwirkt. Es gibt vier wesentliche dopaminerge Bahnen im Gehirn, die unter anderem Einfluss auf unsere Bewegungen und unser Verhalten haben. Über das sogenannte Belohnungssystem können wir Glücksgefühle erzeugen, aber Vorsicht, auch süchtig werden. Denn auch Genussgifte und Drogen führen über dieses System zu einer Abhängigkeit. Diese kann auch so unscheinbare Tätigkeiten wie Social-Media-Nutzung oder Handyspiele betreffen.

Dopamin wird übrigens im Gehirn selbst in einem zweistufigen Prozess hergestellt. Ausgangsstoff ist die Aminosäure Tyrosin, welche erst in L-Dopa und dann in Dopamin umgewandelt wird. Obwohl bei Depressionen häufig ein Serotoninmangel ausschlaggebend ist, trägt auch Dopaminmangel zu einer gedrückten, antriebslosen Stimmung bei. Hier aber ein paar Tipps, wie du deine Dopaminausschüttung natürlich steigern kannst.

Teile große Ziele in kleine Schritte ein. Auf diese Weise kommst du deinem Ziel Babystep für Babystep näher – und über jeden gesetzten kleinen Schritt kannst du dich freuen. Dein Gehirn wird dabei Dopamin ausschütten, um dich dafür zu belohnen. Sorge also dafür, dass du dir kleine Erfolgserlebnisse verschaffst. Es gibt auch Hinweise, dass Meditation zu einer erhöhten Dopaminausschüttung führen kann. Außerdem solltest du auf ausreichend Schlaf achten.

Da Dopamin aus Tyrosin hergestellt wird, kann auch eine bewusste Ernährung dazu beitragen, das Dopaminlevel in deinem Gehirn zu erhöhen. Lebensmittel mit hohem Tyrosinanteil:

- Hähnchen
- Milchprodukte wie Milch, Käse, Joghurt
- Avocados

~ Bananen

~ Kürbisse

~ Sesamkerne

~ Soja

Probier doch einfach mal, bewusster zu essen, kleine Ziele zu stecken, die du gut erreichen kannst, und ab und zu eine Meditation in deinen Alltag zu integrieren. Ich bin gespannt, welchen Einfluss das auf dein Wohlbefinden haben wird.

Serotonin

Serotonin ist ebenfalls ein sehr wichtiger Neurotransmitter, der eine maßgebliche Rolle bei Schlaf und Wachsamkeit sowie der emotionalen Befindlichkeit spielt. Ein Mangel kann sich in Launenhaftigkeit, einem Gefühl von Hoffnungslosigkeit, zwanghaften Handlungen, Schlaflosigkeit, Panikattacken, einem geringen Selbstwertgefühl, Sozialphobie und einer Abnahme der Libido niederschlagen. Es wird in deinem Hirnstamm produziert und hat Einfluss auf viele Bereiche und Funktionen deines Gehirns. Dazu gehören zusätzlich zu den oben bereits genannten die Gedächtnisfunktion, Angst, Verdauung, Stressreaktionen, Sexualität, Schlaf und sogar Körpertemperatur.

Niedrige Serotoninlevel sind mit Depressionen assoziiert. Dort setzt auch eine bestimmte Gruppe Antidepressiva an, welche durch Wiederaufnahmehemmung die Konzentration von Serotonin an wichtigen Stellen im Gehirn steigern.

Sollte man die klare ärztliche Empfehlung zu solchen oder anderen Antidepressiva erhalten haben, sollte man diese natürlich nehmen. Aber man kann auch ohne Medikamente den eigenen Serotoninspiegel steigern. Wir alle kennen das berühmte Runner's High – also den euphorischen Zustand, den man nach einem anstrengenden Work-out hat. Wenn man sich beim Sport körperlich stark verausgabt, dann schüttet der Körper Tryptophan aus. Dies ist eine Aminosäure, die das Gehirn nutzt, um daraus Serotonin zu machen. Bei der Euphorie nach getaner Arbeit spielen natürlich auch Endorphine und Dopamin eine Rolle, aber es gibt auf jeden Fall einen Serotoninboost. Auch Sonnenlicht oder Lichttherapie ist eine gute Methode, um die körpereigenen Levels zu steigern. Falls du an Winterblues (SAD) leidest, dann kann das eine hilfreiche Präventionsmethode sein. Gerade am frühen Morgen solltest du dafür sorgen, dass du so viel helles Licht wie möglich abbekommst, damit deine innere Uhr rundläuft. Über die Ernährung ist es in diesem Fall gar nicht so einfach, dein Level zu steigern, denn Tryptophan wird nicht effektiv die Blut-Hirn-Schranke überwinden können. Die besten Chancen hat man da noch bei kohlenhydratreichen Lebensmitteln wie Obst, aber auch Vollkornprodukten. Bei proteinreichen Lebensmitteln konkurriert das Tryptophan nämlich um die Transporter an der Blut-Hirn-Schranke. Ich sage ja, es ist ein faszinierendes Organ, und ich hoffe, ich kann dein Interesse an deinem Körper wecken.

Oxytocin

Das Hormon Oxytocin wird im Hypothalamus gebildet. Es wird aus dem Hypophysenhinterlappen ins Blut ausgeschüttet und leitet bei der Geburt beispielsweise die Wehen ein. Auch beim Stillen sowie beim Orgasmus oder intensivem Kuscheln wird es ausgeschüttet. Es wird deshalb auch «Liebeshormon» genannt. Es scheint darüber hinaus die Paarbindung zu festigen und unterstützt dich dabei, Vertrauen aufzubauen. Neue Erkenntnisse deuten sogar darauf hin, dass das «Kuschelhormon» in seiner Wirkweise weitaus komplexer ist als bisher angenommen. Ein Mangel kann bewirken, dass sich in dir ein Gefühl der Einsamkeit und inneren Leere breitmacht. Es kann auch ein Gefühl von Distanz in Beziehungen oder fehlender Motivation in dir auslösen.

Deswegen ist es gut zu wissen, wie du auf natürliche und unkomplizierte Art deine Oxytocinspiegel ankurbeln kannst. Umarmungen, Rückenstreicheln, angeregte Gespräche in einer Gruppe – all das schüttet Oxytocin aus. Versuche, dich mit lieben Menschen zu treffen und mit ihnen zu interagieren – das ist sowieso immer eine gute Idee. Raff dich auf und gehe soziale Interaktionen ein – selbst Kontakt via FaceTime oder andere Video-Call-Programme kann helfen. Aber auch mit deinem Haustier zu kuscheln oder süße Tiervideos anzuschauen, kann das Kuschelhormon freisetzen. Auch hier kann ich dir wieder raten, auf Masturbation oder liebevollen Sex zurückzugreifen, aber sportliche Betätigung oder das Hören von Musik, die du liebst, tragen ebenso dazu bei, deinen Oxytocinspiegel zu steigern.

Endorphine

Endorphin ist eine Abkürzung für endogene Morphine, also solche, die vom Körper selbst gebildet werden. Sie spielen eine wichtige Rolle bei der Unterdrückung und Linderung von Schmerzen und sind auch an der Entstehung von Euphorie beteiligt. Endorphine sind regelrechte Glücksdrogen. Sie können kurzzeitig Schmerzen maskieren und Angstgefühle mindern. Ein Mangel bewirkt, dass du verstärkt Angst verspürst, du depressiv verstimmt bist, dein Schlaf leidet oder du dich im Gegenteil impulsiv verhältst. Es gibt etwa 20 verschiedene Arten von Endorphinen. Einige sind besser erforscht und andere weniger. Übrigens schüttest du sie auch beim Sex, beim Verlieben oder sogar bei einer besonders leckeren Mahlzeit oder einem feinen Glas Wein aus.

Und so kannst du dein Endorphinlevel natürlich steigern: Wie beim Serotonin kann Bewegung wahre Wunder für deinen Endorphinhaushalt bewirken. Stichwort Runner's High! Eine sehr gute Nachricht: Auch dunkle Schokolade und alles, was dich dazu bringt, hemmungslos zu lachen, kann dir hier weiterhelfen. Und auch die Sonne trägt dazu bei: UV-Strahlung stimuliert die Freisetzung von Beta-Endorphinen in der Haut. Aber Achtung: Denke an ausreichend UV-Schutz, denn auch Sonnenbaden kann aus ebendiesem Grund süchtig machen.

So, nun hast du einen ersten Überblick gewonnen, wie du es deinem Glückssystem erleichtern kannst, dich mit den Stoffen zu versorgen, die dir dabei helfen, mit beiden Beinen fest auf dem Boden zu stehen. Noch ein Extra-Tipp: Besonders hilfreich scheinen Meditation und andere Entspannungsmethoden zu sein, wenn es darum geht, unser Glückssystem im Gleichgewicht zu halten. Eine Studie konnte zeigen, dass bei den Probanden während einer Mediation ein deutlicher Anstieg des Botenstoffes Dopamin stattfand.

Nachdem du nun weißt, wofür die Big Player in deinem Gehirn sorgen und wie sie dazu beitragen, dass du dich gefestigt fühlst: Kuschle, was das Zeug hält, deinen Partner, deine Familie, Babys, Hunde, Katzen oder dich selbst. Gönn dir ab und an ein bewusstes Glas Wein, ein Stück Schokolade oder die Tasche, auf die du schon so lange sparst. Lach, bis dir die Tränen kommen, und geh in der Sonne spazieren, sooft du kannst. Mach das nervige Zehn-Minuten-Work-out einfach. Danach wirst du dich besser fühlen. Versprochen! Ach so: Male, tanze, plane und träume. Es muss nicht die Erfüllung des ganz großen Traums sein, aber versuch, dir kleine Inseln des Glücks zu schaffen. Ich finde es faszinierend, dass viele Menschen intuitiv genau das Richtige tun, wenn es ihnen schlecht geht, ohne zu wissen, dass sie gerade in ihren Oxytocin- oder Dopaminhaushalt eingreifen!

Und nicht vergessen: Unglücklich zu sein, ist auch kein Versagen. Weinen und Trauer, Angst und der ganze Herzschmerz gehören zum Leben dazu. Hab also keine Angst davor, deine Sorgen und Ängste zu teilen, auch das schafft Nähe und Zugehörigkeit.

Wenn ich gestresst bin, und das war und bin ich in meinem Leben tatsächlich sehr häufig, dann schaffe ich mir ganz besondere Inseln des Glücks und der Entspannung. Ich habe aufgehört, den besonderen Champagner aufzuheben, sondern köpfe ihn voller Leidenschaft an einem unspektakulären Mittwochabend. Das Leben ist zu kurz, immer auf das ganz große plötzlich eintreffende Glück zu warten. Es verbirgt sich in jedem einzelnen Moment, und wir können es uns nehmen und erschaffen. Es gab Tage, da war ich verzweifelt und maximal erschöpft. Aber ich habe immer versucht, mich wieder aufzurappeln, mir selbst Blumen zu kaufen, mir ein entspannendes Bad zu gönnen oder mich mit einer Freundin und ihrem neugeborenen Baby zu treffen. Für dich mag das anders aussehen. Finde es heraus und schaffe dir ein weiteres Tool, das dich stark macht und dir die Fähigkeit gibt, in harten Lebenslagen obenauf zu bleiben. Auch ich akzeptiere die schlechten Tage, denn die haben wir alle. Es kommt ein neuer Tag, die Welt dreht sich weiter, ob wir wollen oder nicht, und diese Erkenntnis ist irgendwie auch befreiend. Das Glück ist kein Dauerzustand und nichts, das am Ende steht. Das Glück ist stets irgendwo um uns, und du kannst es dir mit ein wenig Übung zumindest manchmal zu eigen machen. Reicht doch, oder? Immer glücklich wäre irgendwie auch langweilig.

Free your mind and the rest will follow

Gesundheit heißt nicht nur, körperlich alles einigermaßen im Griff zu haben, sondern auch auf sein mentales Wohlbefinden zu achten. Dass du mit ausreichend Schlaf und dem Biohacking deiner Glückshormone schon einen Einstieg gefunden hast, ist ein toller Anfang und hilft dabei, die größeren Zusammenhänge zwischen deinem Körper, deinem Geist und deiner ganzheitlichen Wellness zu verstehen. Aber Yoga und Meditieren funktionieren eben nicht gleichermaßen für alle. Was kann man sich also noch Gutes tun? Als ich meinen Instagram-Account aufbaute, war es mir von Anfang an wichtig, Inhalte zu teilen, die den Menschen helfen, ihre Gesundheit präventiv zu erhalten. Kleine Angewohnheiten, die sich leicht in den Alltag integrieren lassen und nicht zu einer zusätzlichen Belastung oder Druck werden. Gesundheit hat so viele Facetten, und auch ich musste erkennen, dass ich jahrelang nur die körperlichen Aspekte beachtet und trainiert hatte. Aber auch unseren Geist können wir trainieren, formen und an uns wachsen. Ich möchte meine persönlichen Erfahrungen und Routinen mit dir teilen, die mir helfen, immer wieder meine Stärken zu finden und mein wahres Ich scheinen zu lassen. Das beinhaltet körperliche Aspekte wie Beauty-Routinen oder Work-outs, aber eben auch mentale Stärke, eine Leck-mich-am-Arsch-Attitüde (LMAA) und eine Prise Kontrollverlust, um eben nicht das optimierte, angepasste Püppchen zu sein, sondern eine starke Frau, die das Leben genießen kann UND auf sich achtet.

Eins ist schon mal wichtig: Scheiß drauf, was andere denken, und dein Mental Load verringert sich immens. Das ist für mich immer und immer wieder der wichtigste Reminder, wenn es mal wieder hart wird im Leben!

Aber das reicht ja auch nicht wirklich als Coping-Methode. Mir hilft in meinem Alltag Folgendes: Jeden Abend nehme ich mir Zeit für eine Reflexion. Wenn der Tag auch noch so schrecklich war, es gibt oft eine Kleinigkeit, über die ich mich freue oder zumindest für mich denke: Ah, ja, das war nicht ganz so scheiße heute. Und das reicht schon. Mehr muss es manchmal einfach nicht sein. Nicht jeder Tag zaubert mir ein zufriedenes Lächeln aufs Gesicht. Die Kunst ist es, eine Sache zu finden, die mich erleichtert, die mir an diesem Tag ein wenig Halt gegeben hat, die ein Lichtblick war, und dann versuche ich, den Tag mit diesem einen positiven Gedanken zu beenden. Auf diese Weise habe ich einen friedvolleren Schlaf, und ich habe bemerkt, dass ich damit die Wahrscheinlichkeit erhöhe, dass der morgige Tag besser wird.

Egal, ob du in ein Bullet Journal schreibst, Yoga machst, meditierst oder für einige Momente die Augen schließt: Finde eine Methode, mit der du dich wohlfühlst. Es gibt eine Menge toller Apps, die dir eine Hilfe sein können, den Einstieg zu finden. Du kannst bei Pinterest zum Beispiel viele

Inhalte finden, wenn du unter den Stichworten Mental Load, Entspannung, Bullet Journal oder Mood/Habit Tracker suchst.

Lass dich nicht verrückt machen, wenn du mal keine Kraft hast oder es dir schwerfällt, diesen einen Moment zu finden. Toxische Positivität hilft dir nicht weiter und ist eine unnötige Quelle für mentalen Leidensdruck. Beiß nicht die Zähne zusammen und schreibe dann etwas auf, das dir nicht entspricht, sondern lass lieber die Tränen laufen und sei wütend, traurig, verletzt, erschöpft. Du darfst auch die negativen Gedanken bemerken und fühlen. Vielleicht hattest du an dem Tag Streit oder kaum Zeit für dich selbst. Manchmal ist man einfach nur k. o. oder traurig. Lass all das zu. Es gibt Phasen im Leben, da fällt es schwer, den Tag auf einer positiven Note zu beenden – zum Beispiel bei einem Trauerfall oder in einer depressiven Phase. Das Leben ist nicht nur eitel Sonnenschein, und jeder Mensch hat das Recht, die Dinge zu fühlen, die er*sie eben fühlt. Wenn du bemerkst, dass du dich innerlich antreibst: «Jetzt sei doch mal dankbar!», dann lass es! Sei nicht so hart zu dir, nimm dich stattdessen liebevoll in den Arm und spende dir ein wenig Trost, so wie du es bei einer lieben Person tun würdest, der es gerade nicht gut geht. Und wenn du etwas Positives an diesem Tag findest oder du in dich hineinfühlst und bemerkst: Wow, da war ich echt dankbar, hatte einen frohen oder unbeschwerten, ruhigen Moment, dann sprich es aus – auch anderen gegenüber.

Eine schöne Übung kann es umgekehrt sein, einmal in der Woche darüber nachzudenken, was du für selbstverständlich hältst. Alleine eine banale Erkältung führt uns nämlich manchmal vor Augen, dass es ein wahres Geschenk ist, Tag für Tag unbeschwert durch die Nase atmen zu können. Mir persönlich gibt es Kraft, wenn ich daran denke, dass ich für all die Lieben in meinem Leben vollumfänglich da sein kann, dass ich weiß, dass selbst in schweren Zeiten für meinen Lebensunterhalt gesorgt ist, und dass ich in einer stabilen, demokratischen Gesellschaft leben darf.

Am Ende geht es darum, dass du für dich sorgst, dass du lernst, dich mental zu entlasten, wenn du dich beschwert fühlst. Begegne dir nicht nur am Abend, sondern auch zu anderer Gelegenheit freundlich und wende dich dir liebevoll zu, so wie du dich vielleicht deinem Sohn oder deiner Tochter zuwenden würdest oder einer engen Freundin. Wenn ich bemerke, dass ich mich quäle oder mir Druck aufbaue, dann frage ich mich, ob ich das von meiner Tochter auch verlangen würde. Und dann wird mir meist ganz schnell klar, dass das nicht der richtige Weg ist. Ich habe irgendwann für mich zusammengetragen, was mir mental Kraft gibt, und möchte diese Liste gerne mit dir teilen.

Zwölf Arten, dich mental zu stärken – oder es zumindest zu versuchen

1. Einsicht ist der erste Schritt zur Besserung

Gestehe dir ein, dass du heute einfach nicht gut drauf bist oder der Tag eine Wendung genommen hat, die dich beschwert. Kein Grund, anderen oder dir selbst etwas vorzumachen!

2. Finde die Ursache

Manchmal will unser Körper oder unser Geist uns etwas mitteilen – Hunger, Durst, müde, Pipi, Stress, Gefühle, die du unterdrückst? Gibt es ein Bedürfnis, das du heute ignoriert hast?

3. Lösungsorientiertes Denken

Statt es wegzudrücken, überlege dir, ob es eine Lösung für dein Problem gibt und ob du vielleicht etwas tun kannst, um es zu beheben. Falls nicht: WARUM ÄRGERN ODER SICH SORGEN? Versuche, deinen Fokus aktiv zu verschieben: Nein, ich werde mir jetzt keine weiteren Sorgen darüber machen!

4. Verändere deine Umgebung

Manchmal ist es nur eine Kleinigkeit. Ich bin zum Beispiel sehr empfindlich, wenn ein Raum drückend oder deprimierend ist, und passe meine Laune unbewusst an. Bring Licht in den Raum, öffne ein Fenster oder noch besser: Geh nach draußen. Frische Luft oder eine Duftkerze können Wunder bewirken und dich aus deinen trüben Gedanken reißen.

5. Sixty Seconds Dance Party

Schon seit Studienzeiten schwören meine beste Freundin und Sister Of Another Mister auf die Sixty Seconds Dance Party. Wenn die Laune im Keller ist, dann dreh die Musik auf und schüttle alles hemmungslos ab und tanz raus, was dich bedrückt. Für die gemäßigteren Gemüter eignen sich auch kurze Stretch-Sessions oder Asanas.

6. Lege eine Pause ein für Schönes

Wenn man etwas grimmig erledigt und nicht aus seinem Tief herauskommt, ist man auch oft weniger effizient und ärgert sich noch mehr. Warum also nicht eine kurze Pause einlegen? Erlaube dir, süße Tiervideos anzuschauen, in einem Buch zu schmökern, deinen Gefühlen Raum zu geben oder, hell yeah, warum nicht masturbieren? Im Kapitel Glückshormone kannst du dir einige Ideen fürs schnelle Glück holen.

7. Express yourself

Gerade wenn unsere schlechte Laune etwas mit anderen Menschen zu tun hat, ist es wichtig, dies auszusprechen. Halte deinen Groll nicht bei dir, sondern versuche, klar zu formulieren, warum dich etwas verletzt hat, dich ärgert oder was du dir von der anderen Person gewünscht hättest. Sollte diese Person nicht greifbar sein oder du noch nicht recht wissen, woher deine Gefühle kommen, kannst du deine Gedanken auch malen oder anfangen, sie aufzuschreiben, dadurch wird vieles klarer. Und, ja, warum nicht tanzen, um ein Ventil für deine Gedanken zu finden?

8. Return to sender

Heute Morgen hattest du noch Spitzenlaune, doch plötzlich ist sie im Keller? Vielleicht hat dir jemand einen Haufen auf den Kopf gesetzt und seine negativen Vibes bei dir abgeladen. «Hast du mir auf den Kopf gemacht?», würde der kleine Maulwurf fragen. Also nimm die Wurst und schick sie zurück zum Absender.

9. Fresh and clean

Schlechte Laune hat nichts mit «Unreinheit» zu tun, aber manchmal hilft es, die negativen Vibes wortwörtlich abzuspülen. Probiere es aus: eine erholsame Dusche, ein Schaumbad, ausräuchern oder jedes andere reinigende Ritual, das dir ein gutes Gefühl gibt. Symbolische Handlungen helfen manchmal, Muster zu durchbrechen und frisch zu starten. Sei ruhig albern und reiz es richtig aus. Vielleicht entgleitet dir ja sogar ein Kichern, und der Tag ist gerettet!

10. Mix it, baby!

Das Gehirn ist ein magisches Organ, das unendlich viele Rätsel bereithält. Schlechte Laune zu haben, ist nicht das einzige Gefühl, das du in diesem Moment fühlst. Also sieh deinen Gemütszustand wie ein Outfit an, das du bewusst wählen kannst. Okay, heute trägst du vielleicht eine schwarze Hose, weil alles andere in der Wäsche ist. Aber kombinier die schlechte Hose, äh Laune einfach mit einem Tupfer pinkem Sarkasmus, einem Lidstrich aus Albernheit und einem glitzernden Tanktop aus LMAA. Wir können nicht jeden Tag superausgeglichen und glücklich sein, also: Embrace the resting bitch face und mach das Beste draus.

11. Splish, splash

Wenn ich einen richtig schlimmen Tag habe, dann gehe ich duschen. Ich habe ein Lieblingsduschgel, das mich an Urlaub erinnert, und wenn ich die Augen schließe und daran danke, bin ich oft schon entspannter. Ich konzentriere mich auf das Wasser, wie es auf meinen Körper trifft und an meiner Haut entlangläuft. Ich stelle mir vor, wie die ganze Negativität, die tagsüber von anderen auf meine Haut geprallt ist, mitgerissen wird. Ich stelle mir vor, wie meine Wut, Trauer, mein Frust, die Angst, Reue, Scham oder der Stress losgelöst und durch den Abfluss hinuntergespült werden. Ich danke meinem Körper, dass er ein Schutzschild ist für mich, und richte meine Gedanken auf die Dinge, die kommen und auf die ich mich freue. Wenn ich doch von etwas schwer getroffen war an diesem Tag, dann weine ich. Tränen waschen all die großen, negativen Gefühle aus uns heraus, sie nehmen sie mit und befreien uns von Lasten, die wir nicht mit uns tragen sollten. Es ist okay zu weinen, und es ist okay, hemmungslos Gefühle zuzulassen. Let that shit go! Danach eine schöne, große Tasse Tee, und diese Frau ist bereit, wieder gelassen zuzupacken.

12. I-don't-give-a-fuck-Meditation

Wenn meine Gedanken mit meinen Sorgen durchgehen, dann hilft mir meistens nur noch eins: Ich finde eine bequeme Position und versuche, mich auf meinen Atem zu konzentrieren. Für die meisten Menschen ist der klassische Schneidersitz ideal, aber du kannst dich auch hinlegen oder den Kopf im Sitzen auf eine Tischplatte legen. Stell dir einen Timer. Gerade für so ungeduldige Seelen wie mich, war es anfangs eine gute Lösung, die Zeit zu begrenzen. Alles zwischen 5 und 15 Minuten ist bis heute für mich angenehm. Mit der Zeit wirst auch du herausfinden, was für dich gut funktioniert. Konzentriere dich auf eine gleichmäßige und beruhigende Atmung und fühle in deinen Körper hinein. Jedes Mal, wenn deine Gedanken abschweifen, lenkst du deine Aufmerksamkeit zurück zu deiner Atmung: I DON'T GIVE A FUCK! Sag es dir immer wieder vor, wenn deine Gedanken abschweifen und Sorgen sich in dein Bewusstsein mogeln wollen. IST MIR SCHEISSEGAL! Atme gleichmäßig und ruhig.

Take a break!

Etwa zweieinhalb Jahre nach der Geburt meiner Tochter war es dieses kleine Mädchen, das mir die Augen für eine Übung in Achtsamkeit öffnete, die ich heute in mein Leben integriert habe und die mir immer wieder den Tag rettet. Jedes Mal, wirklich jedes Mal, wenn wir einen hektischen Nachmittag hatten, wir abgehetzt vom Einkaufen nach Hause kamen und ich innerlich schon mit der nächsten Sache auf meiner Liste zugange war, setzte sie sich vor unserem Haus auf die Treppe und sagte: «So, Mama, und jetzt machen wir eine kleine Erholung.» Anfangs reagierte ich genervt. «Bitte geh einfach zur Haustür und mach weiter», sagte ich oft genug und drängelte mich an ihr vorbei, um die Einkäufe zu verstauen, das Mittagessen zu kochen oder ein anstehendes Telefonat zu erledigen. Aber an einem dieser Tage, als ich schon so genervt von dieser Eigenart war, dass ich sie am liebsten die Treppe hochgeschoben hätte, resignierte ich stattdessen, stellte die Taschen und Tüten ab und setzte mich neben sie. Und, oh Wunder, wir saßen dann bestimmt zwanzig Minuten entspannt nebeneinander. Sie erzählte mir von ihrem Tag im Kindergarten und ich ihr von meinem. Es war wunderschön, die Vögel zwitscherten, und die Sonne schien uns ins Gesicht. Ein besonderer, wertvoller Moment der Ruhe. Irgendwann stand sie einfach auf: «So, jetzt hab ich einen kalten Popo, komm, wir gehen rein.» Das Leben könnte so einfach sein, oder? Durch diese kurze Pause hatte ich tatsächlich wieder viel mehr Geduld, ich hatte große Lust, mit ihr zusammen etwas Leckeres zu kochen, und war motiviert, öfter mal kurz innezuhalten. Aber das muss man tatsächlich üben. Wir lernen ja einiges in der Schule, im Studium oder bei der Arbeit – wie man eine Pause macht, das lernen wir nicht. Wie schade! Es geht immer nur darum, mehr zu leisten und dann noch mehr und dann noch schneller und parallel dann noch was anderes dabei zu machen. Halt, stopp!

Wenn uns alles zu schnell wird, dann sagen wir Menschen oft, das Leben rausche nur so an uns vorüber, dabei sind wir es, die am Leben vorüberrauschen. Ich habe mir früher nie Pausen zugestanden, und ich hätte sie auch niemals von meinem Arbeitgeber eingefordert. Aber wer immer nur durch das eigene Leben hastet, der ist irgendwann ausgebrannt und meist nicht nur geistig, sondern auch körperlich gestresst. Wer für einige Minuten die Arbeit niederlegt – und das kann Care-Arbeit oder Lohnarbeit sein, auch ein kreativer Prozess –, ist im Anschluss zufriedener mit der Aufgabe, leistet einen guten Beitrag für seine mentale und körperliche Gesundheit und kann sich besser auf die Sache einstellen, die er oder sie erledigen möchte. Außerdem beugen Pausen Entscheidungsmüdigkeit vor. Dadurch können wir Menschen bessere und schnellere Entscheidungen treffen, was auf lange Sicht erfolgreich und zufrieden macht. Mir hat die kleine Pause auf der Treppe mit meiner Tochter gezeigt, wie wichtig dieses Innehalten ist und wie oft ich den Zeitpunkt verpasse, an dem ich ihn eigentlich schon gebraucht hätte. Für mich war es einfach gut, in jenem Moment in einen guten Kontakt mit meiner Tochter zu kommen, selbst kurz durchzuatmen und zu erleben, was um mich herum geschieht. Manchmal merke ich inzwischen aber auch, dass ich einen Moment ganz für mich alleine brauche, einen Moment, in dem ich meinen Körper spüre, nachdem ich über Stunden am Schreibtisch gesessen habe, oder auch die kurze Kontaktaufnahme mit einer Freundin oder lieben Person, wenn ich nur noch um mich selbst und meine Aufgaben kreise.

Je nachdem, welchen Bereich deines Gehirns du gerade benutzt hast, versuche in der Pause für Abwechslung zu sorgen. Wenn du bestimmten Gehirnarealen eine Auszeit gönnst, sind sie danach leistungsfähiger, und du kannst dich besser konzentrieren. Spazieren gehen, ein kleines Workout, die Natur genießen, einen Snack zu dir nehmen, leckeren Kaffee trinken oder einen Smoothie, kurze Meditationen oder ein kreatives Gekritzel – all das sind gute Methoden, um die Geschwindigkeit deines Tages zu verlangsamen. Gerade körperliche Bewegung ist ein tolles Tool, um aktiv zu bleiben und dem Gehirn eine Pause zu gönnen. Natürlich ist es beispielsweise für Eltern oder Menschen, die einer zeitsensitiven oder aufreibenden Berufstätigkeit nachgehen, gar nicht so leicht, eine Auszeit einzulegen. Wenn das bei dir der Fall ist, versuch mal, zwischendurch zu einer anderen Aufgabe zu wechseln. Auch das erfrischt den Fokus und richtet die Aufmerksamkeit neu aus.

Gerade unter Ärzt*innen sind Pausen verpönt. Das chronische Über-Arbeiten und Ignorieren eigener Grenzen gehört dazu – wird oft genug als besonders lobenswert angesehen. Aber es ist nicht glamourös, auf Schlaf zu verzichten, sich schlecht zu ernähren, keine Zeit für Familie, Freunde oder Hobbys zu haben. Ein solches Arbeitsverhalten durch Anerkennung zu befördern, ist grob fahrlässig und führt noch dazu nicht zum gewünschten Ergebnis. Aber nicht nur in den medizinischen Berufen sind Pausen rar geworden, trauen sich die Angestellten nicht, sich die Zeit zu nehmen, die sie eigentlich bräuchten, weil sie Angst haben, dadurch negativ aufzufallen. Für mich gehört zu modernem Leadership, ein Bewusstsein für die zentrale Rolle von Pausen zu etablieren und dies auch vorzuleben. Wenn Menschen in leitenden Positionen aufhören könnten, so zu tun, als wären sie Übermenschen, und es sich erlauben würden, ganz selbstverständlich Erholung einzufordern, dann wäre für viele andere eine Menge erreicht. Es braucht an dieser Stelle ein generelles Umdenken: Wenn du das nächste Mal eine Pause einlegst, dann mach dir bewusst, dass sich genau dadurch zeigt, wie wichtig es dir ist, deine Arbeit gut zu machen, und wie verantwortungsvoll du mit dir selbst umgehst. Zum Schluss: Pausen sind ein wichtiger Aspekt der Selbstfürsorge, es geht in erster Linie nicht darum, produktiver, besser, schneller zu werden, sondern im Hier und Jetzt zu leben. Für mich steht in den Pausen, die ich mir gerade an stressigen Tagen mit meiner Tochter auf den Stufen vor unserer Haustür gönne, die Zeit still. Ich bin nicht mehr unterwegs und noch nicht angekommen. Ich sitze auf der Schwelle zu unserem Zuhause, in einem Zwischenraum, den wir beide uns geschaffen haben und in dem alles, was vorher so eng und durchgetaktet war, ganz weit wird.

Die Detox-Lüge

Mein Körper war lange Zeit kein Verbündeter, kein Tempel, sondern mein Feind. Ich habe dagegen angekämpft und ihn ausgebeutet. Kein Wunder, dass ich früher oder später krank wurde. Dabei war Ernährungsmedizin immer eines meiner Herzensthemen, und ich hätte gewusst, wie ich mich richtig um mich selbst kümmern könnte. Stattdessen wog ich Nahrungsmittel ab und zählte Kalorien. Ein perfekter Körper war in meinen Augen unangreifbar, und das war, was ich sein wollte. Ob er tatsächlich gesund war, das zählte für mich nicht! Auch viele Patient*innen leiden an chronischen Erkrankungen wie Typ-2-Diabetes oder Herzerkrankungen – beide sind teilweise auf den Lebensstil zurückzuführen und wären somit potenziell vermeidbar gewesen. Oder? Ich habe große Bedenken, Nahrung allein als Medizin zu deklarieren und Krankheiten als das Ergebnis schlechter Lebensführung zu betrachten. Diese Sichtweise schiebt die Schuld und die Verantwortung allein den Patient*innen zu und führt dazu, dass sie sich mit Schuld und Scham beladen. Denn abgesehen davon, wie du dein Leben gestaltest – was du isst, ob du rauchst, Alkohol trinkst, wie viel Sport du treibst … –, gibt es noch eine ganze Reihe anderer Faktoren, die deine Gesundheit oder eben Krankheit beeinflussen: deine Gene, deine Umwelt, dein sozioökonomischer Status und so weiter und so fort. Man kann einen hervorragenden Ernährungsstil pflegen und die risikoärmste Lebensweise an den Tag legen und trotzdem Krebs bekommen – leider liegt das außerhalb deines Einflusses. Die Ursache für viele Krankheiten ist dennoch eine Störung des Stoffwechsels. Besonders durch außergewöhnliche und lange andauernde Belastungen kann dein Körper an seine Grenzen kommen. Ein Ungleichgewicht oder Mangel an Vitaminen, Mineralien und Spurenelementen wird dann in Form von unterschiedlichen Symptomen sichtbar – Alarmsignale deines Körpers. Es gilt, diesen Mangel auszugleichen. An erster Stelle durch ausreichend gesunde Nahrungsmittel und unter Umständen auch entsprechende Präparate. Dabei ist die richtige Dosis wichtig, und sie müssen an deinen Lebensstil und auch an Medikamente, die du einnimmst, angepasst werden.

Sich gesund und ausgewogen zu ernähren – das sagt sich immer so leicht. Aber oftmals kommt nach diesem allgemeinen Ratschlag keine praktische Hilfe mehr. Woher soll man wissen, wie das geht, wenn man es nie irgendwo gelernt hat? Stattdessen fangen viele Mädchen schon sehr früh an, krampfhaft Kalorien zu zählen. Dabei steht die Restriktion im Fokus der Aufmerksamkeit. Man zählt, um sich an bestimmte Grenzen zu halten, meistens mit dem Ziel, das Gewicht zu reduzieren. Obwohl ein Kaloriendefizit beim Abnehmen eine Rolle spielt, sind es doch viele Faktoren, die bestimmen, wie ein Körper aussieht – Größe, Fettverteilung und Athletik sind bei jedem Menschen unterschiedlich. Wenn zwei Frauen also das Gleiche wiegen und jeden Tag das Gleiche essen, werden sie dennoch IMMER anders aussehen! Dass ein schlankerer Körper dabei gesünder ist und dich Kalorienzählen an dieses Ziel bringt, ist also eine Illusion. Bei vielen Krankheiten, wie zum Beispiel Krebs oder Autoimmunerkrankungen, ist unerklärter Gewichtsverlust eher ein Warnsignal unseres Körpers. Es gibt natürlich Umstände, in denen deine Ärztin / dein Arzt dir empfehlen wird, dein Gewicht zu reduzieren, zum Beispiel bei Insulinresistenz, PCOS, oder wenn dein Bauchfettanteil sehr hoch ist. Aber viele gesundheitliche Verbesserungen lassen sich eben auch ohne Gewichtsverlust durch Restriktionen erreichen. Dazu gehört genau das, was ich damals in meinem eigenen Leben umgesetzt habe: ausreichend Schlaf, mehr Erholung durch Entspannung, Sport und bewusster Genuss mit Freude am Essen statt restriktiver Nahrungsaufnahme, um ein Kalorienziel zu erreichen.

Ernährung ist eine sehr individuelle Angelegenheit, und oft wird argumentiert, dass man durch Kalorienzählen ein besseres Bewusstsein für gesunde Ernährung ausbildet. Aber viele Empfehlungen sind so niedrig, dass das große Energiedefizit eher dazu führen wird, dass sich Nährstoffmängel einstellen, du dich ständig müde und schlapp fühlst, schlechte Laune hast, die sich bis zur Depression auswachsen kann, deine Fruchtbarkeit und Zyklus leiden und du insgesamt weniger leistungsfähig bist. Außerdem führt das Zählen von Kalorien häufig zu einem obsessiven und krankhaften Verhältnis zur Nahrungsaufnahme, was schnell in Essstörungen münden kann. Wenn du anfängst, darüber nachzudenken, ob du dir ein bestimmtes «Cheat meal» VERDIENT hast oder wie du es mit Sport sofort wieder kompensieren kannst, ist es an der Zeit für einen Paradigmenwechsel. Hier ein paar Punkte, warum ich Kalorienzählen inzwischen sehr kritisch gegenüberstehe:

- Es fördert mentale Probleme, Körperschemastörungen und Essstörungen.
- Es trägt zu Fatphobia, Stigmata und Diskriminierung Übergewichtiger bei.
- Auch bei Normalgewichtigen führt das Zählen von Kalorien zu einem geringeren Selbstwertgefühl und Gewichtsfixierung.
- Jo-Jo-Effekte verschlechtern gesundes Essverhalten und eine gesunde Körperbeziehung.
- Gesunde und nahrhafte Lebensmittel werden zu Unrecht gemieden, nur weil sie viele Kalorien enthalten.
- Kalorienzählen hält davon ab, sich zum Beispiel bei einem Dinner zu sozialisieren, was wichtig für die mentale Gesundheit ist.
- Permanente Schuldgefühle und Gedankenkreise um Nahrungsmittel erhöhen das Stresslevel unnötig.

Ich möchte dir stattdessen intuitives Essen ans Herz legen. Das Konzept der intuitiven Ernährung wurde 1995 von Evelyn Tribole und Elyse Resch beschrieben und bezeichnet eine Ernährungsweise, die das komplette Gegenteil zu einer Diät darstellt. Es gibt keinen Ernährungsplan, kein Kalorienzählen, keine Verbote und ganz besonders keine Schuldgefühle nach dem Essen. Du sollst lernen, wieder auf deinen Körper und seine Bedürfnisse zu hören. Zehn simple Grundsätze kennzeichnen dieses Ernährungskonzept:

1. Schluss mit der Diätmentalität
Diäten funktionieren einfach nicht nachhaltig. Sie führen zu Gewichtszunahme, Heißhungerattacken und Schuldgefühlen. Deswegen setzt du dem Diätwahn jetzt ein Ende und lernst wieder, intuitiv zu essen.

2. Hunger ist ein wichtiges Signal
Hunger ist ein Schutzmechanismus deines Körpers, der dich davor warnt, in eine schiefe Stoffwechsellage zu kommen. Es gibt komplexe Zusammenhänge von Botenstoffen, die das Hungergefühl auslösen, und manchmal gibt es tatsächlich Resistenzen, die dazu führen, dass man immer Hunger hat. Das nennt sich Leptinresistenz, aber auch hier ist es wichtig, zu lernen, wieder auf deinen Körper und seine feinen Signale zu hören. Hunger ist nicht der Feind, und Hungersignale sind mehr als nur Magenknurren. Einige Menschen werden reizbar, einige spüren Müdigkeit in sich aufsteigen. Iss, wenn du Hunger hast, egal wie lange dein letzter Snack zurückliegt.

3. Schließe Frieden mit deinem Essen
Du hast seit Jahren keine Schokolade gegessen oder isst niemals Kohlenhydrate nach 19:00 Uhr? Iss alles, was du möchtest. Achte auf das Gefühl, das es in dir auslöst, achte ganz bewusst auf den Geschmack und frage dich nach dem Essen:

Hat es mir geschmeckt? Hat es mich satt gemacht? Wie fühlt sich mein Körper nach dem Essen an?

Und dann ziehe deine Schlüsse fürs nächste Mal. Aber ärgere dich nicht, weil du einen Burger gegessen hast, wenn du es mit höchstem Genuss gemacht hast. Der Satisfaction-Faktor ist ein wichtiges Element beim intuitiven Essen.

Denn wenn du das isst, was du wirklich willst, vielleicht dazu noch in einer einladenden Umgebung, wirst du große Freude und Zufriedenheit aus deiner Mahlzeit ziehen können und nicht nur deinen Körper damit nähren. Höre auf die Signale deines Körpers. Was er dir zu sagen hat, ist wichtig. Auf diese Weise lernst du intuitiv, stärkende Entscheidungen für dich zu treffen.

4. Fordere die Essens-Polizei heraus

Es gibt keine guten und schlechten Lebensmittel. Die Essens-Polizei in deinem Kopf sagt dir vielleicht, dass du ein schlechtes Gewissen haben solltest, wenn du einen saftigen Schokoriegel isst. Woher stammen diese Gedanken? Bist du damit aufgewachsen? Kommen Kommentare von Freund*innen? Versuche herauszufinden, wer diese Regeln aufgestellt hat, und dann lass sie hinter dir. Iss den Schokoriegel und genieße jeden Bissen davon. Du musst kein gutes oder schlechtes Gewissen haben!

5. Der Satisfaction-Faktor

Ich habe es schon einmal erwähnt: Zufriedenheit ist essenziell beim Essen! Es geht nicht allein darum, satt zu werden, denn wenn du etwas isst, auf das du gerade eigentlich keine Lust hast, ist die Wahrscheinlichkeit hoch, dass du danach weiterhin auf der Suche nach etwas bist, das deine Gelüste befriedigt. Wenn du also anfängst, etwas zu essen, frage dich: Ist dies das Essen, das ich jetzt möchte? Wird es mich zufriedenstellen? Gibt es etwas anderes, das mich jetzt mehr befriedigen würde?

6. Höre auf deine Sättigungssignale

Viele Menschen wachsen mit unsinnigen Aussagen heran: «Nur wer seinen Teller leert, bekommt ein Dessert.» Oder: «Wenn du nicht alles isst, scheint die Sonne morgen nicht.» So was bleibt hängen und ist absolut kontraproduktiv. Kinder hören noch auf ihren Körper. Wenn sie satt sind, hören sie sofort auf, zu essen oder zu trinken. Das Ziel ist nicht, sich nach jeder Mahlzeit vollgefressen zu fühlen. Achte auf deine Sättigung und lass dir Zeit beim Essen, damit die Signale ankommen können.

7. Food doesn't fix feelings

Viel zu oft isst du vielleicht aus Langeweile, Freude, Wut oder Trauer. Aber Essen löst deine Probleme nicht. Löse deine Emotionen vom Essen. Du bist gestresst und kramst einmal mehr in deiner Naschi-Schublade? STOPP! Dein Appetit auf Süßes ist vielleicht eher der Wunsch nach Entspannung und weniger Druck. Suche dir eine Alternative zum Naschen. Was wird dich WIRKLICH relaxen? Suche nach anderen Strategien, um mit deinen Gefühlen umzugehen. Wenn deine Oma dir allerdings dein Lieblingsgericht kocht, weil dein Freund dich verlassen hat: Genieße es! Ausnahmen sind erlaubt!

8. Respektiere deinen Körper

Wir können uns nicht in einen Körper hungern, der nicht für uns bestimmt ist. Ich habe es schon einmal geschrieben: Du und ich, wir alle sind verschieden, und unsere Gene spielen eine große Rolle in dieser Diversität. Unsere Körper sehen nicht alle gleich aus, und jeder Körper hat es verdient, respektiert und gepflegt zu werden. Body-Neutralität ist hier das Stichwort. Man muss nicht alles an sich lieben, aber respektiere deinen Körper für alles, was er für dich leistet.

9. Treibe Sport

Verändere den Fokus. *Sport ist nicht dazu da, um Kalorien zu verbrennen.* Versuche, Sport zu treiben, um dich dabei gut zu fühlen, deinen Körper zu bewegen. Du musst nicht joggen gehen. Rufe eine Freundin an und gehe spazieren. Probier ein neues Hobby aus, vielleicht Tennis. Sport muss nicht mörderisch anstrengend sein und dich an deine Grenzen bringen. Er soll dir Freude bereiten, und der Rest kommt dann von alleine.

10. Stärke deine Gesundheit durch Ernährung

Wähle Lebensmittel aus, die deine Gesundheit fördern, dir schmecken und helfen, dass du dich gut fühlst. Natürlich sollst du ab jetzt auf deine Intuition hören, aber lass auch wissenschaftliche Erkenntnisse und Empfehlungen in deine Ernährung einfließen. Du musst dabei nicht immer perfekt essen, um gesund zu sein. Kein bestimmtes Lebensmittel wird dich von heute auf morgen krank machen. Der Weg ist das Ziel. Fang an, dich für deine Lebensmittel zu interessieren, lerne etwas über Mikronährstoffe und wie sie dich positiv beeinflussen können. Arbeite daran, deine inneren Bedürfnisse – wie du dich beim Essen fühlst – mit äußeren Einflüssen – der Ernährungswissenschaft – abzugleichen. Wo hast du intuitiv schon die richtige Wahl getroffen? Du wirst überrascht sein!

Auch wenn intuitives Essen ein noch relativ junges Modell ist, gibt es vielversprechende Forschung dazu. Es konnte nachgewiesen werden, dass Essstörungen und Heißhungerattacken im Zusammenhang mit intuitivem Essen seltener auftreten, dass Menschen, die sich an das Modell halten, zufriedener mit dem eigenen Körper sind, was wiederum die mentale Gesundheit fördert. Intuitives Essen steigert die Fähigkeit, die körpereigenen Signale besser zu verstehen, Blutdruck und Cholesterinspiegel verbessern sich und die Ernährung wird insgesamt abwechslungsreicher, und bei Diabetiker*innen konnten verbesserte Blutzuckerwerte gemessen werden. Dahingegen zeigen aktuelle Studien, dass nur die wenigsten durch Kalorienzählen dauerhaft ihr Gewicht halten können.

Gesundheit und Wohlbefinden sind so viel mehr als ein BMI im grünen Bereich. Genauso ist Ernährung so viel mehr als nur die Summe von Kalorien und Nährstoffen. Probier es doch mal aus und finde durch intuitives Essen zu dir selbst, lerne die Bedürfnisse deines Körpers zu deuten und zu adressieren. Denn genau darum geht es beim Essen: dass du dich gut und gestärkt fühlst für die Abenteuer in deinem Leben. *You can't live a full life on an empty stomach!*

Jetzt hast du hoffentlich einen guten Überblick darüber gewonnen, was deinem Körper guttut und wie du ihm die Nährstoffe verschaffen kannst, die er wirklich braucht. Du magst dich fragen: Alles schön und gut, aber was, wenn ich mal über die Stränge geschlagen habe? Was ist mit den Umweltgiften, von denen allerorten die Rede ist? Du hast recht, egal, wo man hinschaut, überall wird von «Detox» gesprochen. Jeder und jede sollte mal richtig schön entgiften, heißt es da. Unsere Körper seien belastet, sie bräuchten dringend Hilfe dabei, Umweltgifte wieder loszuwerden. Das Ganze kostet natürlich auch ein bisschen was – meistens sogar ganz schön viel. Aber entgiften klingt ja auch wirklich sinnvoll, also zahlen viele den Preis gerne. Ich kann und möchte das nicht unkommentiert lassen, da gerade während der Pandemie immer mehr Werbung für solche dubiosen Produkte aufgetaucht ist. Jede*r hat das Recht darauf, die Fakten zu kennen! Ob du danach immer noch Detox-Produkte kaufen möchtest, bleibt natürlich ganz dir überlassen.

Schauen wir uns an, was der Markt aktuell hergibt. Die Detox-Angebote sind nahezu unüberschaubar: Nahrungsergänzungspillen, Tees, Homöopathie, Einläufe, Kerzen, ätherische Öle, Masken, Shots, Pflaster für die Füße und und und ... Dann gibt es noch die selbst ernannten Heiler*innen, die versprechen, selbst Schwermetalle auszuleiten. Alle Produkte und Angebote in diesem Bereich haben eines gemeinsam: Sie versprechen Entgiftung. Der Körper soll sauber werden, die Organe sollen besser arbeiten, du nimmst angeblich ab und scheidest «gefährliche» Gifte aus. Irgendwas muss da doch dran sein, oder? Nein! Denn wenn man in der Medizin von «Entgiften» spricht, dann eher im Zusammenhang mit einem Suchtentzug oder einer Vergiftung, etwa durch lebensbedrohliche Dosen von Alkohol, Drogen, Medikamenten oder Chemikalien. Eine Entgiftung findet auf einer Intensivstation statt und bedarf einer Dialyse, Austauschtransfusion, Blutfiltration und anderen aufwendigen medizinischen Maßnahmen.

Aber von welchen «Giften» sprechen denn dann alle?, magst du dich nun fragen. Die Antwort: Leider wissen das die meisten Anbieter selbst nicht so genau und halten die Formulierungen bewusst vage: Umweltgifte, Schlacken, Toxine – der unbekannte Feind wird auf vielfältige Weise umschrieben und schürt so die Angst, diese nebulösen Stoffe, die uns angeblich umgeben, aufzunehmen. Wissenschaftliche Beweise? Fehlanzeige! Einzig dubiose Erfahrungsberichte oder Vorher-nachher-Bilder sollen die Claims belegen. Kontaktiert man die Anbieter und fragt nach, von welchen Toxinen sie genau sprechen, bleiben sie eine Antwort schuldig. Räumen wir also auf mit den Mythen, die selbst ernannte Detox-Gurus in die Welt posaunen.

Mythos 1: Im Körper sammeln sich Gifte

Das ist die Lüge, die Detox-Anbieter den Menschen eintrichtern, um sie zu ködern: Dass sich Gifte angeblich unbemerkt im Körper ansammeln, dann nicht ausgeleitet werden können und krank machen. Das Prinzip des unreinen Körpers ist dabei nicht neu. Es ist Gegenstand der meisten Weltreligionen und wahrscheinlich so alt wie die Menschheit selbst. Schon immer suchten die Menschen deshalb nach Möglichkeiten, sich zu reinigen.

Mit der Weiterentwicklung der Wissenschaften wurde auch die Definition dieser «Unreinheiten» immer komplizierter und undurchsichtiger. Schon in der Antike mussten die «Körpersäfte» wieder ins Gleichgewicht gebracht werden. Fast jede Krankheit wurde durch diese Säftelehre erklärt, und natürlich entwickelten Heiler auch Maßnahmen, um diese wieder in Einklang zu bringen. Aus heutiger wissenschaftlicher Sicht kann man darüber nur schmunzeln.

Dennoch: Obwohl diese Theorien hundert- und tausendfach widerlegt werden konnten, geistern sie noch immer als scheinbare Halbwahrheiten in den Köpfen und Praxen dubioser Heiler*innen herum – heute eben unter dem Label Detox. «Ja, aber die Schlacken», mag die selbst ernannte Health-Coach-Tante einwerfen. Kann man diese Schlacken nachweisen? Die Antwort lautet: Nein. Denn solche Gifte gibt es nicht! Natürlich gibt es Allergien und Unverträglichkeiten, und selbstverständlich kann man die Entgiftungsfähigkeiten des eigenen Körpers an seine Grenzen bringen, wenn man täglich zwei Flaschen Wodka trinkt. Aber ein gesunder Körper baut normale Stoffwechselprodukte ab und scheidet diese aus. Auch die 1,5 Promille Alkohol vom letzten Wochenende, wenn du feiern warst. Gesund ist das natürlich nicht. Aber das wissen wir ja alle, wenn wir ehrlich sind.

Mythos 2: Krankheiten sind das Ergebnis von angesammelten Toxinen

Viele Detox-Anbieter erklären unter Zuhilfenahme wissenschaftlich anmutender Theorien, dass Krankheiten und Symptome wie unreine Haut, chronische Müdigkeit, Kopfschmerzen, Schlaflosigkeit und sogar Krebs von der Ansammlung giftiger Stoffe herrühren. Viele dieser Symptome treffen allerdings auf uns alle zu. Ein Beispiel: Auch ich bin oft müde, habe manchmal unreine Haut oder Kopfschmerzen. Bekomme ich also automatisch Krebs, wenn ich keine Detox-Kur mache? Genau diese Fragen sollen sich laut einigen Anbietern die Verbraucher*innen stellen. Wer wäre bei einer solchen Androhung nicht geneigt, viel Geld für die Erhaltung der eigenen Gesundheit auszugeben? Wie diese «Toxine» sich ansammeln oder der Mechanismus, der zur Krankheitsentstehung führt, darüber schweigen Detox-Anbieter sich natürlich aus. Denn die Behauptungen, die sie aufstellen, sind meistens unwissenschaftlich und falsch. Es gibt zwar durchaus Gifte, über die man im Alltag nur wenig nachdenkt. Solanin in Kartoffeln zum Beispiel oder mit

Pestiziden verunreinigte Lebensmittel. Schwermetalle aus belastetem Fisch oder Reis sind natürlich auch mögliche Gefahrenquellen für unsere Gesundheit. Aber man kann diese Gifte genau benennen, messen und eindeutige Symptome mit einer Vergiftung in Zusammenhang bringen. Und natürlich gibt es auch Krebserkrankungen, die durch Vergiftungen oder jahrelange Umweltbelastung begünstigt oder ausgelöst werden. Aflatoxine sind zum Beispiel Gifte, die von einem Schimmelpilz produziert werden, und können Leberkrebs verursachen. Auch die Antibabypille hat Einfluss auf das Risiko verschiedener Krebserkrankungen – sowohl positiv als auch negativ. Allerdings würde dir in diesen Fällen auch kein Detox-Tee helfen, das Risiko zu beeinflussen.

Mythos 3: Detox-Produkte leiten Toxine aus

Die Wahrheit ist, dass unser Körper sich selbst ständig von Giften reinigt. Darunter fallen etwa normale Stoffwechselprodukte wie Harnsäure, andere, wie zum Beispiel Acetaldehyde, sind Zwischenstufen des Alkoholabbaus. Beides ist in hohen Konzentrationen giftig für uns, allerdings wird es vom Körper abgebaut und ausgeschieden – ganz ohne fremde Hilfe. Übrigens kann auch Wasser in großen Volumina giftig für uns sein! Unsere Haut, unser Gastrointestinaltrakt, Lymphbahnen, Nieren und ganz besonders unsere Leber bilden ein hoch entwickeltes, komplexes Entgiftungssystem. Leber und Nieren funktionieren allerdings nicht wie ein Kaffeefilter, in dem die Giftstoffe hängen bleiben und sich ansammeln! Auch wenn das viele Anbieter immer wieder propagieren. Die Organe, die am Stoffwechsel beteiligt sind, scheiden die Giftstoffe aktiv und passiv aus. Du brauchst also keine teuren «Filterwechsel» für deinen Körper. Wer behauptet, dass gesunde Organe Entgiftung brauchen, ignoriert sämtliche wissenschaftliche Erkenntnisse auf den Gebieten der Physiologie und Toxikologie. Du findest im Internet ganz wunderbare Videos, die dir die Funktion deiner Organe und auch die speziellen Entgiftungsmechanismen rein wissenschaftlich und wahrheitsgemäß erklären. Wenn du also versucht bist, Detox-Produkte zu kaufen, nimm dir vorher die Zeit und informier dich, was dein Körper für ein Wunderwerk ist.

Mythos 4: Übersäuerung

Immer wieder liest man unter dem Label Detox auch von einer «Übersäuerung» des Körpers und welch vielfältige Probleme dadurch verursacht werden. Zum Ausgleich werden Tees, Pulver und spezielle Ernährungsformen angeboten. Unter einer Azidose, einer Übersäuerung, versteht man in der Medizin eine ernsthafte Störung des Säure-Basen-Haushalts, durch welche der pH-Wert des Blutes unter 7,35 sinkt. Dies kann durch eine Störung der Atmung oder des Stoffwechsels entstehen, und der Körper fängt sofort damit an, diese selbst wieder auszugleichen. Beispiele für Situationen, in denen eine Azidose auftreten kann, sind: Wiederbelebung, Schock, Nierenversagen, entgleister Diabetes mellitus, echte Vergiftung mit Chemikalien oder Medikamenten und andere. Dabei handelt es sich um teilweise lebensbedrohliche Krankheitsbilder, die sich sicherlich nicht mit Tees oder Pulvern behandeln lassen und intensivmedizinische Betreuung erfordern. Ein gesunder Körper ohne chronische Leiden kann also nicht einfach so übersäuern, und du brauchst dir darüber keine Sorgen zu machen oder teure Produkte zu kaufen. Leidet man hingegen unter einer hartnäckigen

Magenschleimhautentzündung, ergibt es durchaus Sinn, darauf zu achten, welche Lebensmittel man zu sich nimmt und welchen pH-Wert diese haben. Das wiederum hat aber nichts mit dem pH-Wert im Blut, sondern einzig und allein mit den verschiedenen Abschnitten deines Verdauungstrakts zu tun.

Ich fasse es noch einmal für dich zusammen: Wenn sich körpereigene Giftstoffe ansammeln, liegt dem eine echte Krankheit zugrunde. Dies tritt zum Beispiel bei Nieren- oder Leberversagen auf und muss dringend im Krankenhaus behandelt werden. Ein gesunder Körper baut Stoffwechselprodukte über Nieren, Leber, Darm, sogar über Haut und Lunge ab, und es gibt keinen Handlungsbedarf, einen gesunden Körper bei diesen Vorgängen zu unterstützen. Es hätte keinen Effekt. Bekannte Umweltgifte können zu Krankheiten führen, aber sind nicht durch Tees oder Pulver einfach so abzuleiten.

Detox-Produkte behandeln also Probleme, wo keine sind, und geben den Verbraucher*innen das Gefühl, etwas für die Gesundheit zu tun. Wie immer im Leben gibt es allerdings keine schnelle und einfache Lösung. Man kann Gesundheit nicht kaufen, sonst wären reiche Menschen längst unsterblich oder würden zumindest nie krank werden.

Was also ist zu tun? Auch auf die Gefahr hin, dass ich mich wiederhole, aber ein gesunder Lebensstil zeichnet sich durch eine ausgewogene Ernährung aus, durch ausreichende Bewegung, das Meiden von Zigaretten, Drogen und Alkohol, genügend Schlaf, frische Luft und so wenig Stress wie möglich. Das sind die Aspekte, die du tagtäglich in der Hand hast. Anstatt das Geld für teure Detox-Produkte auszugeben, solltest du es lieber in gesunde, qualitativ hochwertige Lebensmittel investieren. Leiste dir eine Entspannungsmassage statt überteuerter Tees, ein paar neue Sportschuhe anstelle einer Entgiftungskur. Oder gehe heute Abend eine Stunde früher ins Bett. So kannst du wirklich etwas Gutes für dich und deinen Körper tun. Alles, was ich dir in den vorangegangenen Kapiteln vorgestellt habe, sind einfache Stellschrauben, an denen du drehen kannst, damit du dich körperlich und geistig gesund fühlst. Fang einfach mit ein paar kleinen Änderungen an.

Als ich gerade wieder auf die Beine kam, war das mein Ansatz. Ich wusste, bevor ich irgendetwas wirklich anpacken kann, muss ich zuerst wieder in eine gute körperliche und geistige Verfassung kommen. In den zahllosen Diensten im Krankenhaus hatte ich mich entweder von Koffein oder Gummibärchen ernährt. Hatte zwischen Operationen nachts hektisch meine längst kalte Lieferpizza verschlungen oder aus Verzweiflung einen Liter Limo getrunken, nur um genügend Kalorien für die nächste Schicht aufgenommen zu haben. Das hatte absolut nichts mit gesunder Ernährung oder Selbstfürsorge zu tun. Bei mir ging es damals Hand in Hand: Irgendwann merkte ich, dass ich wieder etwas tun wollte und auch die Energie dafür hatte. Ich wollte nur das Beste für meine Tochter und fing schon in der Schwangerschaft an, bewusster zu essen. Aber auch danach, als ich stillte, wollte ich meine Ernährung ausgewogen und gesund gestalten. Schritt für Schritt schuf ich mir körperlich und geistig eine Basis. Ich sah es als einen neuen Anfang, und ich nahm mir diesmal wirklich Zeit und achtete auf meine Bedürfnisse und mein Umfeld.

Tell them what you want …

Wenn wir schon mal dabei sind, darüber zu sprechen, was unserem Körper guttut, dann führt kein Weg an Sex vorbei. Ich bin in einer Familie aufgewachsen, die mit diesem Thema immer sehr offen umgegangen ist. Mir wurden keine wilden Geschichten von Störchen oder Sonstigem erzählt, sondern schon als Kleinkind erklärt, wo die Babys herkommen und welche körperlichen Funktionen Geschlechtsteile haben. Ich musste meiner Mama keine Lügen erzählen, sondern konnte sagen: «Ich schlafe heute bei meinem Freund.» Und meine Mama wusste im Gegenzug dank guter Aufklärung, dass ich nichts Unverantwortliches machen würde. Ich schätze mich glücklich, dass es für mich immer normal war, über Sex zu reden. Denn es gibt mir die große Freiheit, auch als erwachsene Frau meine Wünsche, Bedürfnisse und Grenzen klar zu benennen. Als Mutter einer Tochter versuche ich also auch von klein auf, ein Umfeld zu schaffen, in dem sie sich sicher fühlt, Fragen zu stellen, und die Gewissheit hat, ehrliche Antworten zu bekommen. Diese Offenheit hat längst nicht jede Frau und nicht jeder Mann genossen. Nicht einmal in der Schule lernen Mädchen und Jungen anatomische oder physiologisch korrekte Informationen über ihre Geschlechtsorgane und ihre Funktion. Lust steht da schon gleich gar nicht auf dem Lehrplan. Dabei sind Lust und Sexualität, egal wie wir sie als Erwachsene gestalten wollen, doch ein unbestreitbarer Teil des Menschseins. Selbst das Erkennen einer Asexualität wird durch das Thematisieren in sicherem Rahmen erleichtert, und viel weniger Menschen müssten sich «falsch» fühlen oder unter Druck Normen entsprechen, die bei genauerer Betrachtung ja gar nicht so klar sind, wie oft behauptet wird. Ich für meinen Teil nehme meine lustvolle, sexuelle Seite sehr ernst und genieße meine Weiblichkeit gerne. Leider wird uns oft suggeriert, dass das etwas Unanständiges sei. «Jetzt redet sie auch noch öffentlich über Sex. Wie unprofessionell.» Ich sehe die Kommentare schon vor meinem inneren Auge. Aber das macht nichts. Es gehört zum Frei- und Mutig-Sein dazu, sich auch sexuell auszudrücken, wenn man das möchte. Und ich persönlich sehe es gerade aus dem Blickwinkel der Ärztin als Teil unserer ganzheitlichen Gesundheit. Warum das so ist, wirst du gleich lesen.

Hast du schon mal von dem Begriff «Orgasm Gap» gehört? Ähnlich wie der «Gender Pay Gap» beschreibt diese Lücke den eklatanten Unterschied in der Häufigkeit von Orgasmen zwischen heterosexuellen Frauen und Männern beim Sex. Ganze 95 Prozent aller heterosexuellen Männer gaben in einer amerikanischen Studie an, regelmäßig beim Geschlechtsverkehr mit ihrer Partnerin zum Orgasmus zu gelangen. Knapp dahinter lagen homosexuelle Männer mit 89 Prozent, bisexuelle Männer mit 88 Prozent, homosexuelle Frauen mit 86 Prozent, bisexuelle Frauen mit 66 Prozent, und die wenigsten Orgasmen hatten heterosexuelle Frauen mit 65 Prozent. Wie kann es sein, dass in Sachen sexueller Befriedigung so große Unterschiede bestehen? Was machen Frauen anders, die häufiger «kommen»? Auch das hat die Studie untersucht: Frauen, die öfter zum Orgasmus kamen, gaben an, im Vergleich zu der anderen Gruppe häufiger Oralverkehr zu haben, ihr Sex dauerte im Schnitt länger, sie waren zufriedener mit ihrer Beziehung, sprachen mehr über ihre Wünsche im Bett und waren experimentierfreudiger. Sprich: mutiger? Oder steht uns Frauen auch hier Perfektionismus im Weg? Viele Frauen sind seit Teenie-Tagen darauf trainiert, die männliche Lust und Befriedigung in den Fokus sexueller Handlungen zu stellen. Jawohl, es geht zu viel um den Penis und penetrativen Sex. Penis-zentrierte Pornos, die einen scheinbar idealen Ablauf von Hetero-Sex als die Norm abbilden, in denen die Frau ohne weitere Stimulation durch Rein-Raus zu einem spektakulären Orgasmus kommt. Natürlich vor dem Mann und optisch ansprechend, noch dazu mit leicht geöffneten Lippen oder Duck Face. Das ist eine weitverbreitete Vorstellung von Sex, mit der viele in unserer Generation aufgewachsen sind, und sie versuchen auch als erwachsene Frauen, diesem angeblichen Ideal im realen Leben nachzukommen. Zeit, diese Vorstellungen über Bord zu werfen und die eigenen Bedürfnisse und Wünsche zu erkunden – und dann auch zu äußern!

Sex hat für jede von uns eine andere Bedeutung und einen anderen Stellenwert. Es ist daher elementar, dass du dich mit deiner eigenen Sexualität auseinandersetzt. Bist du nicht neugierig, herauszufinden, was dich befriedigt, was du dir wünschst und dir gefällt? Was macht dich an oder gibt dir ein gutes Gefühl für deinen Körper? Hast du Fantasien oder geheime Vorlieben? Welche Stellen deines Körpers möchtest du stimulieren, oder welche Stellen deines Körpers soll jemand für dich stimulieren? Erkunde deine eigene Lust, und mach dich frei von pornografischen oder anderen Vorlagen und unrealistischen Erwartungen. Nimm dir Zeit für dich und deinen Körper, deinen Geist, deine grenzenlose Fantasie, und erlaube dir all diese Gefühle und Empfindungen. Es gibt kein Richtig oder Falsch, es gibt nur deine ureigenen Bedürfnisse. Niemand hat das Recht, über deine intimsten Geheimnisse zu urteilen. Auch du nicht! Ob du sie teilst, bleibt am Ende ganz dir überlassen. Aber es ist für dich selbst wichtig, sie zu kennen und dich auf diese Weise in deiner sexuellen Freiheit zu bestärken. Wir haben schon viel über Glaubenssätze und fremde Erwartungen gesprochen, und auch beim Thema Sex ist es immens wichtig, wie du mit dir selbst sprichst und welche Wünsche und Bedürfnisse eigentlich in dir selbst erwachsen. Mein erster Tipp lautet deshalb: Mach's dir selbst!

Masturbation kann eine Bereicherung für jedes (sexuelle) Leben sein. Und jede, die möchte, sollte sich auch trauen, diese Bedürfnisse auszuleben und sich selbst auf diese Weise besser kennenzulernen. Empowerment stammt auch aus der sinnlichen Beziehung zu sich selbst und ist eine Basis für selbstbewussten und genussvollen Sex mit einem anderen Menschen. Wie soll jemand anderes dir Lust bereiten, wenn du nicht weißt, was dir Lust verschafft? Also trau dich, deinen Körper zu entdecken und auch mit Vertrauten darüber zu sprechen. Auch wenn du jetzt vielleicht noch nicht weißt, wie es dir gefällt, bleib auch hier offen und neugierig. Ob du gerade solo unterwegs bist oder in einer Partnerschaft: Try it! Masturbation kann eine achtsame Handlung sein, die eine Bereicherung für dein Leben ist.

Ganz ehrlich? Nicht jede*r findet einzig Freude in Meditation oder Journaling. Nicht jede*r wünscht sich zum Ausgleich ins Fitnessstudio zu gehen oder eine Beauty-Behandlung. Masturbation kann ganz bewusste, achtsame Me-Time sein, in der du dir die Zeit, Aufmerksamkeit und Zuneigung schenkst, für die sonst kein Platz ist im hektischen Alltag. In einem sicheren und wertfreien Raum – nur für dich selbst. Date Night für die Seele. Und ein Booster für die Libido.

Wenn du es mal ausprobieren möchtest, dann nimm dir in den kommenden Tagen doch mal Zeit für ein Date mit dir selbst. Stell dir vor, du würdest dich bereit machen für ein Rendezvous mit einer anderen Person – nur dass diese andere Person diesmal du selbst bist. Du kannst dir auch ein Bad einlassen, dir etwas Besonderes kochen oder Kerzen aufstellen. Alles, was du dir bei einem Date wünschst und dir ein gutes Gefühl bereitet. Wie sexuell du bei diesem Date werden möchtest, bleibt dir überlassen. Versuch aber, nicht einfach auf einen Höhepunkt hinzuarbeiten, sondern ganz achtsam mit dir umzugehen. Streichle dich, erkunde dich, vielleicht liest du etwas Erotisches, das dich anmacht, oder du schaltest ein Hörbuch an und lauschst dabei auf deine Gedanken und Gefühle. Was löst das in dir aus? Bemerkst du unerfüllte Wünsche? Welche Bereiche deines Körpers sind verspannt oder sehnen sich nach einer zärtlichen Berührung? Sei gut und ehrlich zu dir selbst. Achte auch auf deine Atmung. Tiefe und ruhige Atmung signalisiert dem Körper Entspannung.

Um dich auf den Geschmack zu bringen, hier noch einige gesundheitliche Vorteile regelmäßiger Masturbation. Yes, that's right. I said what I said!

Masturbation fördert Entspannung und verbessert den Schlaf, setzt Glückshormone frei, boostert dein Immunsystem, verbessert die sexuelle Zufriedenheit – auch in der Partnerschaft, kann schmerzlindernd wirken – zum Beispiel bei Periodenschmerzen oder Kopfschmerzen, ist effektives Beckenbodentraining, das Spaß macht!

PS: Masturbation in der Partnerschaft heißt übrigens nicht, dass dir etwas fehlt oder etwas nicht im Lot ist. Wenn dein*e Partner*in masturbiert, heißt das nicht, dass du nicht gut genug bist, du nicht genügst. Es bedeutet, jemanden an seiner Seite zu haben, der sich um die eigenen Bedürfnisse kümmert, aber sich vielleicht auch Inspiration holt oder einfach mehr sexuelles Verlangen hat, das ganz selbstwirksam und ohne Druck auf dich aufzubauen, selbst reguliert wird. Lass dich davon also nicht verunsichern. Wer nicht darüber sprechen möchte, kann seiner*seinem Partner*in auch ohne Worte zeigen, was ihm*ihr gefällt. Sich beim Masturbieren gegenseitig zuzusehen, ist für viele einfacher, als darüber zu reden, und auch das ist vollkommen okay. Auf diese Art und Weise kann man sehr viel über die Vorlieben des anderen lernen, und beide Partner*innen profitieren davon. Eine Studie konnte sogar zeigen, dass Frauen, die bei der Masturbation zum Orgasmus gelangen, ein höheres Selbstwertgefühl und sogar eine größere allgemeine sexuelle und partnerschaftliche Zufriedenheit empfinden.

Es ist also absolut nichts dabei zu masturbieren. Vielleicht erkennst du dadurch aber auch, dass du tatsächlich gerade in einer Beziehung sexuell nicht befriedigt bist. Hab keine Angst vor solchen Erkenntnissen und lass auch deine*n Partner*in spüren, dass sie*er keine Angst haben muss, sich auszusprechen. Sex sollte kein Stressfaktor in deinem Leben sein, und ich hoffe, du verspürst nicht den Druck, performen zu müssen oder sexuelle Praktiken mitzumachen, die dir Angst oder Schmerzen bereiten.

Wenn du dir selbst klarer geworden bist über deine körperlichen Bedürfnisse, dann geht es an den schwierigeren Part: Über Sex zu sprechen, ist nicht einfach, weil wir es so selten tun. Wo sollten wir es auch gelernt haben? In der Schule erfährt man mit Glück etwas über Sexualorgane, wie eine Schwangerschaft zustande kommt und wie Geschlechtskrankheiten durch safen Sex verhindert werden können. Aber niemand bringt uns bei, wie wir uns wertfrei darüber austauschen können. Über Lust, Gefühle und Begierden zu reden, hat immer noch den Hauch von Anstandslosigkeit: «Das macht man nicht.» Aber wenn man nie lernt, sich offen darüber auszutauschen, wie soll man dann das bekommen, was man möchte? Was wir im Fernsehen und Internet sehen, sind «perfekte» Sexualbeziehungen – genormter Sex nach Drehbuch. Bisschen küssen, bisschen Petting, penetrativer Sex, die Frau kommt, der Mann kommt, Ende. Aber die Realität sieht anders aus. Wie eingangs schon erwähnt, bekommen weniger als 30 Prozent aller Frauen während eines rein penetrativen Geschlechtsverkehrs einen Orgasmus, aber über 90 Prozent der heterosexuellen Männer schon. Und weil viele Frauen Angst haben, die Gefühle ihres heterosexuellen Partners zu verletzen, werden leider auch Orgasmen gefakt. Kein Wunder, denn mal im Ernst – wie soll das sonst gehen? Ich gönne es jeder Frau, die auf diese Art und Weise zum Höhepunkt gelangt, die Norm ist es nachgewiesenermaßen eben nicht, und es wird Zeit, dass wir das weitersagen. Damit wir nicht zusätzlich zu dem ganzen anderen Druck, der auf uns lastet, auch noch im Bett Perfektion abliefern müssen, um Erwartungen von anderen zu erfüllen.

Wäre es also nicht schön, wenn wir Menschen miteinander sprechen würden – ohne Druck und ohne den Anspruch, perfekten Sex zu haben, einfach nur, um wertfrei die eigenen Bedürfnisse und Vorlieben auszudrücken? Die eigene Lust ist es wert, ein Risiko einzugehen und sich zu zeigen. Denn jede*r hat es verdient, Lust zu empfinden und Freude an Sex zu haben.

Bevor du also mit deinem Partner oder deiner Partnerin sprichst, werde dir bewusst, wie Sex für dich aussehen soll, was dich anmacht, was dich interessiert und du vorsichtig ausprobieren möchtest oder auch was du nicht oder noch nicht machen möchtest. Im Bett Grenzen zu ziehen, ist dein angeborenes Recht, und du musst dich niemals dafür schämen, diese Grenzen zu artikulieren. Auch nicht in langjährigen Beziehungen. Sie sind wichtig, um sicheren Sex zu haben und sich beruhigt fallen lassen zu können. Sie sind wichtig, weil du dich im Rahmen deiner Grenzen fallen lassen kannst und erfährst, dass dein Körper und Geist geachtet werden und du nichts erwarten musst, das du nicht möchtest. Ein Nein ist ein Nein, egal an welchem Punkt. Dabei können sich Grenzen übrigens auch verschieben. Was dir gestern noch gefallen hat, kann dich heute abtörnen und andersrum. Gestehe dir das unbedingt zu. Auch Abgrenzung steigert die Wahrscheinlichkeit, einen Orgasmus zu erleben.

Gleichwertige Partnerschaften sind erst dann erreicht, wenn alle Frauen, die das möchten, auch die Orgasmen haben, die sie verdienen! Die liebevolle Partnerschaft zu dir selbst sollte also an erster Stelle stehen. Dann erst folgt die zu einer anderen Person.

Beantworte dir ehrlich die folgende Frage: Ist es wirklich besser, ein Leben lang ein unerfülltes Sexleben zu haben, als zu riskieren, ein offenes und ehrliches Gespräch mit deinem*r Partner*in zu führen? Ist der Preis dafür nicht zu hoch? Ich sage es immer wieder: Nutzen-Risiko-Abwägung! Führe dir vor Augen, dass es keine Lösung ist, auf diesem Gebiet dauerhaft unzufrieden zu sein. Wenn du dich bereit fühlst, mit anderen Menschen über Sex zu sprechen, dann lass dir gesagt sein, dass es anfangs für kaum jemanden ein Leichtes ist. Und genau diese Erkenntnis ist ein idealer Einstieg für ein erstes vorsichtiges Gespräch. Deinem*r Partner*in geht es wahrscheinlich genauso.

Aller Anfang ist schwer, deswegen rate ich dir unbedingt, ein paar grundsätzliche Dinge zu beachten, wenn du mit deinem*r Partner*in über Sex sprechen möchtest. Timing ist von entscheidender Bedeutung. Wenn ihr gerade nach enttäuschendem Sex beide frustriert seid, dann wird das Gespräch sicherlich wenig Erfolg haben, und am Ende verletzt ihr einander nur. Auch direkt vor dem Sex solltest du auf plötzlichen Ansagen wie «Ich komm nie zum Orgasmus, kannst du dir heute mal Mühe geben» verzichten. Sprecht auch nicht im Schlafzimmer über etwaige sexuelle Probleme oder unerfüllte Wünsche. Euer Schlafzimmer sollte ein sicherer Ort sein, der eine Oase für positive Gefühle, Schlaf und Entspannung ist. Am besten ist so ein Gespräch oder eher lockerer Austausch von Gedanken und Wünschen in einer entspannten Atmosphäre. Nach einem guten Essen oder bei einem albernen Nachmittag auf der Couch vielleicht. Versucht es, als eine neugierige Unterhaltung zu sehen, frei von Vorwürfen und Anschuldigungen. «Wir sollten dringend reden.» Ist dabei kein guter Einstieg. Der Satz «Hey, ich bin neugierig, wie gefallen dir eigentlich Blow Jobs?» ist für viele zwar schon ein großer Schritt, aber es kann ein lustiger Ice Breaker sein.

Versuche dabei, stets positiv zu formulieren. Also «Es gefällt mir sehr, wenn du ... machst» oder «Diese Stellung war besonders erregend für mich» oder «Könntest du mal wieder ... machen, das hat mir große Freude bereitet». Sätze wie «Nie leckst du mich», «Immer muss ich alles machen» oder «Warum machst du ... nie?» verschrecken oder verunsichern euer Gegenüber eher, und das Gespräch wird kaum hilfreich sein. Ich weiß aus eigener Erfahrung, dass es sehr schwer sein kann, gerade wenn der Partner ganz andere Bedürfnisse hat. Aber es lohnt sich immer zu sprechen. Denn auch ein «Nein» kann sehr verletzend sein, wenn die/der andere nicht verstehen kann, warum es geäußert wird. Natürlich muss man sich nicht rechtfertigen, aber es hilft, wenn man sagt: «Ich möchte heute keinen Sex, weil ich starke Periodenschmerzen habe» oder «Ich bin gestresst von der Arbeit und kann so keine Erektion bekommen.» So vermeidet man Missverständnisse und unnötige Ängste des*der Partners*in. Wie in allen Bereichen des Lebens gilt: Sprecht offen miteinander über alles, das euch bewegt. So wird ein Miteinander auf einer ganz anderen Ebene möglich, auf der beide sich frei und ungehemmt entfalten und einander auffangen können. Studien konnten zeigen, dass Paare, die eine starke Kommunikation über Sex pflegen, zufriedener mit ihrem Sexualleben sind. Eine offene Kommunikation führt zu einer tief empfundenen Intimität und Partnerschaft. Tatsächlich erhöht ein ehrlicher verbaler Austausch die gesamte Zufriedenheit in einer Beziehung. Und denk dran: Ein einziges Gespräch wird keine tiefgreifende Veränderung bringen. Stetes Sprechen über Wünsche, Begierden, Ängste, Komplexe oder Fantasien ist dagegen eine wahre Bereicherung und wird auf Dauer zu mehr Spaß und Zufriedenheit für beide führen.

Apropos Zufriedenheit. Ich bin absolut dafür, dass du dein Schicksal selbst in die Hand nimmst, und dazu gehören auch deine Orgasmen. Du bist verantwortlich für deine eigenen Orgasmen, und dein Partner ist für seine verantwortlich. Mach dich also frei davon, dass es deine Aufgabe ist, deinen Partner oder deine Partnerin zum Kommen zu bringen. Genauso wenig fair ist es, von deinem Partner zu erwarten, dass es seine Pflicht ist, für deine Orgasmen zu sorgen. Und das hat nichts mit Egoismus zu tun, sondern mit Selbstfürsorge. Umso mehr wir darüber sprechen, was sich gut anfühlt und was uns hilft, uns beim Sex wohlzufühlen und Lust zu empfinden, umso größer ist die Wahrscheinlichkeit für ein erfülltes Sexualleben. Und das muss ja nicht zwangsweise immer mit einem Orgasmus verbunden sein. Es geht nicht darum, Strichlisten zu führen, sondern eine erfüllende Partnerschaft zu leben – und das sieht für jede*n anderes aus. Eine Studie der Kwantlen Polytechnic University in British Columbia fand heraus: Umso mehr sich Frauen während des Sex auf ihr eigenes Vergnügen konzentrierten, umso zufriedener waren am Ende BEIDE Partner. Sich selbst während einer gemeinsamen sexuellen Erfahrung anzufassen, bedeutet übrigens nicht, dass dein*e Partner*in unzureichende sexuelle Fähigkeiten hätte, sondern du selbst eine zusätzliche Art der Stimulation benötigst. Dieses körperliche Feature findet sich eben nicht in Penissen – zumindest nicht in denen aus Fleisch und Blut. Genau deshalb ist es so wichtig, sich mutig und offen mit den eigenen Bedürfnissen auseinanderzusetzen und sie zu kommunizieren. Wenn du beim Masturbieren deinen Körper kennenlernst und weißt, wie du dir sexuelle Befriedigung schaffen kannst, dann kommt das auch dem gemeinsamen Sex zugute, und beide können entspannt und ohne Druck miteinander Spaß haben. Und das sollte ja das eigentliche Ziel sein – auch außerhalb der Laken. Du wirst sehen, was für einen positiven Einfluss es auf dein Leben haben wird, wenn du die Dinge selbst in die Hand nimmst und auf dich selbst vertraust. Dein Selbstbewusstsein und eine souveräne Ausstrahlung setzen sich aus vielen Facetten zusammen. Zeit, sie um eine weitere zu bereichern. I know you can!

I am beautiful no matter what they say

Unrealistische Erwartungen und sexualisierte Ideale prasseln leider ja schon früh auf uns ein. Wenn es um Souveränität und Ausstrahlung geht, schießt mir daher sofort das Thema Aussehen in den Kopf. Schon mit zwölf Jahren verließ ich ohne Mascara und frisch rasierte Beine niemals das Haus. Damals war das und mein typischer, superklebriger Britney-inspirierter Glitzerlipgloss, an dem immer die Haare hängen blieben, das Einzige, was ich jeden Tag an meine Haut ließ. Warum hatte ich so früh angefangen, mich zu «schminken»? Ein Jahr zuvor war ich für ein Kadertraining in einer Sportschule nahe München mit anderen sehr talentierten, jungen Sportlerinnen. Wir trafen uns fast jedes Wochenende auf Turnieren, und auch in den vielen Camps, in denen wir regelmäßig waren, tauschten wir uns untereinander aus. Wenn man Leistungssport betreibt, dann hat man in der Regel einen anderen Fokus als Gleichaltrige. Für uns standen Trainingsroutinen, Vorbilder und Hallen-Gossip an erster Stelle – Eitelkeiten waren da eigentlich nicht von Interesse. Wir wollten auch den Jungs nicht gefallen, sie höchstens besiegen. Aber dann wurden wir älter, und die ersten Mädels fingen an, sich die Beine zu rasieren und sich zu schminken. Meine Sportlerkollegin sah mich beim Duschen entsetzt an: «Gott, wie siehst du denn aus? Wieso hast du so krass schwarze Haare an den Beinen? Schämst du dich nicht?» Die anderen kicherten. Seit diesem Trainingswochenende rasierte ich mir meinen Körper. Ich schämte mich vorher nie, aber seither hatte ich ein negatives Bild von meiner Körperbehaarung, das ich bis heute nicht abgelegt habe. Ich schäme mich zwar nicht mehr, wenn ich irgendwo Stoppeln habe, aber ich werde nie zu den Frauen gehören, denen das nichts ausmacht. Und auch das Schminken wurde irgendwie zum Gruppenzwang. Keine Siegerehrung ohne halbstündiges Zurechtmachen – inklusive Kajal, den wir 2000er-Kids stilecht mit dem Feuerzeug erwärmten, damit er sich besonders schön verstreichen ließ. Ohne jemals darüber nachgedacht zu haben, schminke ich mich seither also. An jedem Tag meines Lebens. Ich verlasse das Haus nach wie vor nicht ohne Make-up. Allerdings ist es als erwachsene Frau zu etwas Meditativem, Liebevollen für mich geworden. Ich schminke mich nicht mehr, um dazuzugehören, sondern um meine eigene Wertschätzung mir gegenüber auszudrücken. Es macht mich stolz, und ich fühle mich gut, wenn ich es mache. Manchmal sind es bis heute nur Mascara und ein leichter Lipbalm. Manchmal aber auch Hardcore Contouring, Blushing und Highlighting – Fake Lashes inklusive. Je nach Laune und Anlass.

Wahre Schönheit kommt von innen – diese Aussage mag ihre Berechtigung haben, und in einer idealen Welt wäre sie bestimmt wahr. Aber ich muss keine Studien zitieren, um zu wissen, dass es für Frauen schon immer von Vorteil war, den Schönheitsidealen der Zeit zu entsprechen. Es ist, wie es ist:

Der erste Eindruck zählt. Ist es also feministisch, sich dem zu verweigern und sich nicht zu schminken und zu stylen? Und wenn man sich jeden Tag fünfzehn Minuten im Bad nimmt, um das äußerlich Beste aus sich herauszuholen, ist man dann Opfer des Systems? Mache ich das dann tatsächlich nur für mich, oder denke ich das nur, weil ich in einer patriarchalen Welt aufgewachsen bin, die durch den männlichen Blick und die Privilegien jener bestimmt wird, die den gängigen Schönheitsidealen entsprechen? In dieser Perspektive richten wir Frauen, in unserer Art, uns zu geben und zu zeigen, entweder alles darauf aus, dass wir in den Augen von Männern ansprechend aussehen, oder/und wir passen uns den Schönheitsidealen an, weil wir dadurch bevorzugt behandelt, als erfolgreicher, intelligenter und sympathischer eingeschätzt werden. Es ist wichtig, dass Frauen (und Männer) über diese Themen diskutieren und dafür kämpfen, dass ein diverses Spektrum von Schönheit die gängigen und eng geführten Schönheitsideale ersetzt. Außerdem finde ich es wichtig, den jungen Mädchen den Druck zu nehmen, erwachsener aussehen zu müssen, sie darin zu bestärken, sich nicht sexualisieren zu lassen, und sie zu befähigen, selbstbewusst Entscheidungen auf diesem Gebiet treffen zu können.

Ich kann hier nur für mich selbst sprechen: Ich bin an einem Punkt in meinem Leben, an dem es mir scheißegal ist, ob IRGENDJEMAND mich für hübsch oder sexy hält oder nicht. Mir ist es egal geworden, ob ich albern aussehe, man meine Speckröllchen sieht, wenn ich im Freibad am Kiosk sitze und Pommes esse, oder meine Cellulite durch eine helle Leggings durchscheint, wenn ich mit meiner Tochter um die Wette renne. Die Schwangerschaft war für mich eine sehr belastende Zeit. Durch die extreme Übelkeit und die später starken Wassereinlagerungen fühlte ich mich permanent schlecht. Dazu kam die sehr begrenzte Auswahl an Umstandsmode, was mich zusätzlich frustrierte. Ich war gefangen in einem Körper, der sich falsch anfühlte. Für mich war die Schwangerschaft kein Glow-up, sondern ein Blowup – jeder Tag war ein Kampf, und ich zählte die Sekunden bis zum Entbindungstermin. Während der Wehen erkannte ich jedoch, dass dieser Körper, der mir in den letzten Monaten so fremd geworden war, so unfassbar stark und belastbar war. Und es machte «Klick». Ich erkannte, was all diese in meinen Augen unschönen und unbequemen Veränderungen möglich gemacht hatten: Leben zu schaffen. Und das war eine beachtliche Leistung. Innerhalb weniger Tage hatte ich fast wieder mein Ausgangsgewicht erreicht, aber mein Körper hat sich natürlich für immer verändert. Gewicht ist nur eine Zahl, viel wichtiger war mir das Körpergefühl, das ich hatte. Und das war damals nicht gut. Es half mir nichts, dass andere mir Komplimente machten, wie schnell ich die Babypfunde verloren hatte, und ich tat auch nichts dafür, um abzunehmen. Das Leben mit einem Neugeborenen war belastend genug, da wollte ich um Himmels willen weder Diät halten, noch ein straffes Sportprogramm durchziehen. Mein Körperbild hatte sich verändert: Ich war viel gütiger zu mir und meinen «Makeln», was wohl der unendlichen Dankbarkeit geschuldet war, die ich empfand, seit meine Tochter auf der Welt war. Das war nicht immer so! Es gab Zeiten in meinem Leben, da habe ich meine kleine Oberweite mit einem Monster-Push-up bis direkt unter die Schlüsselbeine gedrückt, und jeder Lidstrich diente nur dazu, meine Augen größer und unschuldiger aussehen zu lassen. Nun ja, wir waren alle Teenager und haben uns ausprobiert, unsere Sexualität entdeckt und waren ab und an nicht Herrin unserer Sinne. Und das ist okay. Das Leben ist zum Lernen da. Selbst im Fitnessstudio mit Anfang zwanzig habe ich noch bei jeder Übung darauf geachtet, wie ich wohl dabei aussehe. Anstatt mich darauf zu konzentrieren, dass ich Spaß beim Sport habe, war ich innerlich und äußerlich damit beschäftigt, dass Männer Spaß daran hätten, wie ich aussah, und Frauen nicht über mich lästerten. Tja, Selbstbewusstsein ist nicht jedem in die Wiege gelegt, es sich in der Welt zu erhalten oder es zu erwerben, das braucht Kraft und Zeit. Man muss es erhalten, erlernen und üben. Meine Generation hatte, was das äußere Erscheinungsbild betrifft, sehr fragwürdige Vorbilder. Wir alle kennen die Teenager-Streifen der Neunziger und Zweitausender. Die mit den starken und fiesen Girlboss-Hauptdarstellerinnen und den schlauen, aber verqueren und unbeliebten Mädchen, die meistens erst dann dazugehörten, wenn sie sich nach einem Make-over optisch komplett verändert hatten und endlich «mitspielen» durften.

Die Geschichte war tatsächlich fast immer die gleiche: Ein Junge trifft auf ein Mädchen, der Junge ignoriert das Mädchen, das Mädchen färbt sich die Haare oder steigt auf Kontaktlinsen um, Junge verliebt sich in die neue Version – alle sind glücklich. Das nerdige Mädchen, das nie richtig dazugehört hat, durchläuft eine eindrucksvolle, optische Totalveränderung und wird populär. Am Rande wird meist erwähnt, dass sie natürlich die ganze Zeit schon würdig für den Jungen war, aber erst die hübsche Version ihrer selbst erregt die Aufmerksamkeit des Jungen. Du glaubst mir nicht? Mir fallen aus dem Stand drei Beispiele ein: «Eine wie keine», «Plötzlich Prinzessin» oder «Clueless». In allen drei

Filmen bekommt ein irgendwie nerdiges Mädchen mit einer Menge Make-up und den richtigen Klamotten doch noch die Kurve oder auch den «Richtigen». Selbst erwachsene Frauenfiguren, wie zum Beispiel «Miss Undercover», werden in dieses Muster gezwängt: Eine erwachsene Frau mit einem hochrangigen Job bei einer nationalen Behörde kommt beruflich und privat nicht weiter, weil sie – laut Drehbuch – die falschen Schuhe trägt und auf Lipgloss verzichtet. Es ist schon interessant, dass die «nerdigen» Frauen – in diesen Filmen steht «nerdig» meist abwertend für Intelligenz – auch immer als ungepflegt oder optisch wenig ansprechend dargestellt werden. Kluge, eigenwillige Frauen vergessen offensichtlich bei allen Ambitionen, sich zu kämmen oder zur Maniküre zu gehen und irgendwie «ansprechend» auszusehen. Die Lektion dieser Filme ist doch immer die, dass das angeblich hässliche, freakige Mädchen erst dann Glück, Liebe oder Erfolg verdient hat, wenn es sich den Erwartungen anderer anpasst und geltende Standards erfüllt. Sobald es sich fügt, fügt sich auch alles Übrige. Mit solchen Erzählungen sind wir aufgewachsen: Wir müssten nur endlich aufhören, wir selbst zu sein, und an unserem Aussehen und unserem Verhalten schrauben, dann würden wir auch dazugehören. Und wollen nicht alle dazugehören? Wenn wir endlich auf diese bestimmte Art schön sind und schlank und die «coolen» Hobbys haben, dann erst fängt unser echtes Leben an, und wir sind erfolgreich, und unser heimlicher Schwarm verliebt sich in uns. Ich jedenfalls habe schon davon geträumt, das angepasste, stupsnasige Cheerleader-Blondchen zu sein und den Schwarm der Schule anzufeuern. Go Dummchen, go! Stattdessen war ich die halbjüdische Streberin, die nie ihren Mund halten konnte und ihren Mobbing-Frust in sich hineinfraß. Ich war gefangen im «Vorher»-Modell und glaubte fest daran, dass ich auch nur ein Make-over bräuchte, und dann wäre ich glücklich und Teil der Cool Kids.

Jetzt kann man natürlich sagen: «Jaaa, aber so sind Teenagerjahre nun mal. Das Leben ist hart, und da mussten wir alle durch.»

Nein, niemand sollte lernen müssen, dass er*sie sich ändern soll, dass er*sie das aufgeben müsste, was ihn*sie im Innersten ausmacht, um gemocht oder geliebt zu werden. Man muss sich nicht ändern, um dazuzugehören. Diese Filme sind nicht nur schnöde Popkultur! Sie haben unsere Vorstellung vom Leben beeinflusst. Dabei ist es doch so: Eine optische Veränderung ist nicht der Weg der Wahl, um Glück zu finden und sich dazugehörig zu fühlen! Ein Make-over und die Ablehnung all dessen, was eine Person ausmacht, werden nicht zu plötzlichem Erfolg führen.

Nur mit einer einzigen Sache haben diese Filme vielleicht recht: Es steckt alles in dir, was du brauchst! Und es ist deine Entscheidung, ob du den geltenden Idealen entsprechen willst. Der Satz mag ein Klischee sein, aber ich glaube daran: Mach es für dich selbst. Nur für dich. Und ohne Erwartung. Schmink dich, zieh dich an, wie es dir gefällt, trainier deinen Körper, optimiere und verändere, wenn es dich glücklich macht. Aber lass es, wenn du glaubst, das Hollywood-Make-over für dein Leben zu brauchen.

Welches Bild hast du von dir selbst? Was ist deine Rolle im Highschool-Musical des Lebens? Haben die anderen dir diese Rolle gegeben, oder hast du sie dir genommen? Du musst nicht das nerdige Mädchen sein, das den Typen von Weitem anhimmelt! Du kannst du selbst sein und trotzdem die Hauptrolle spielen! Ohne Totalveränderung. So habe ich es auch gemacht. Ich habe akzeptiert, dass ich niemals das süße Blondchen sein werde, das superbeliebt und angepasst ist. Aber ich habe mich entschieden, trotzdem die Hauptrolle in meinem Leben zu spielen. Die coole Protagonistin zu sein, die Abenteuer erlebt und die Erzählstimme ist. Stell dir vor, dein Leben ist ein Nineties-Movie – du bist der Lead Act, also *go for it!*

Bei mir hat es lange gedauert, bis ich das verstanden habe, denn ich habe, seit ich denken kann, an mir selbst «gearbeitet» – aus den falschen Gründen. Und dieses «Arbeiten» kostete mich sehr viel Energie und Lebensfreude. Es macht mich traurig, meine alten Tagebücher zu lesen und zu wissen, wie viele glückliche Momente ich verpasst habe, weil ich damit beschäftigt war, Diät zu halten oder Sport zu machen, statt mit Freundinnen ins Kino zu gehen. Wie es mich ärgert, wenn ich darüber nachdenke, dass ich nicht auf ein Stadtfest gegangen bin, weil ich unreine Haut hatte und mich so geschämt habe, dass ich lieber daheimblieb. Ich würde meinem 16-jährigen Ich so gerne sagen, dass es ganz egal ist und jede*r mal Pickel hat. Dass der Abend trotzdem lustig wird und es natürlich jeder sehen wird, aber es nichts an meinem Selbstwert oder meiner Attraktivität ändert. Und das muss ich mir auch heute noch ab und zu sagen. Denn diese Denkmuster sind tief in mir verankert, und viele Menschen haben den unerklärlichen Drang, anderen ihre Makel aufzuzeigen, als wären sie selbst völlig frei davon.

Ich habe lange fest daran geglaubt, dass die gemeinen Dinge, die andere mir gesagt haben, wahr sind. Ich habe so hart trainiert, bis kein «unnötiges» Gramm Fett mehr an meinem Körper war, habe mir die Haare blondiert und mir sexy Kleider gekauft. Und dann habe ich auf den Moment gewartet, wann mein Make-over endlich Wirkung zeigen würde. Ich war nahezu perfekt – und hatte auf dem Weg dorthin sämtliche Lebensfreude links liegen lassen. Jeden Tag zwei Stunden Fitnessstudio nach der Uni, zu Hause ein Laufband und die Küchenwaage, Maniküre, Pediküre, Friseur – das volle Programm. Auf einer Party maximal ein alkoholisches Getränk und bloß keinen Döner danach. Musste man ja alles wieder abtrainieren, damit die Skinny Jeans weiterhin gut saß. Es war ein Elend! Das plötzliche Glück, es wollte sich nicht einstellen, und ein Prinz tauchte auch nicht auf. Stattdessen angelte ich mir Mitte zwanzig einen Mann, der mir weismachen wollte, dass ich den Flaum an meinen Wangen waxen sollte, um als haarloser Nacktmull durchs Leben zu gehen. Und ich? Ich war so entschlossen, allen Erwartungen zu entsprechen, dass ich unter Tränen die Kaltwachsstreifen von meinem Gesicht zog, die nicht nur den angeblich unansehnlichen Flaum, sondern auch den letzten Funken Selbstachtung von meinem Körper rissen. Wochenlang lief ich mit blutigen Wangen herum, als sendete mein Körper durch die allergische Reaktion auf das Wachs einen verzweifelten Hilfeschrei aus. Jahrelange hatte ich mich über meine schulischen und universitären Leistungen definiert, erlegte mir auch körperlich Perfektion auf, und jetzt ließ ich zu, dass ein Mann, für den ich von Anfang an zu laut, zu haarig und zu verrückt war, darüber bestimmte, wer ich war und wie ich zu sein hatte: «Mann, Elena, sei doch mal NORMAL.»

Mein ganzes Leben schon habe ich «normal» mit «perfekt» gleichgestellt, dabei sind beides Zustände, die es nicht gibt. Niemand ist «normal», und niemand und nichts ist «perfekt». Wenn wir nach diesen Fantasiezuständen streben, vergeuden wir so viel kostbare Energie, dass wir damit sicherlich bis zur Venus fliegen könnten, aber zu welchem Preis?

Es hat ein unglückliches Jahr gedauert, bis ich sämtliche Möbel meines damaligen Freundes inklusive seiner verdorrten, ungeliebten Zimmerpalme – der ich optisch und emotional zu diesem Zeitpunkt sehr nahe kam – in den Hausflur stellte und endlich entschied, lieber alleine unglücklich zu sein als in so einer Beziehung. Ich wusste nicht wirklich, was ich tun sollte, aber ich wollte weg. Wo war ich das letzte Mal so richtig glücklich und inspiriert gewesen? Da gab es eine ganz klare Antwort: Paris! Also packte ich einen kleinen Koffer, suchte einen Last-Minute-Deal und flog für vier Tage nach Paris. Es war die Low-Budget-Kurzversion von *Eat Pray Love.* Zum ersten Mal im Leben war ich ganz allein mit mir selbst auf Reisen und auf der Suche nach Antworten.

Ich stand im Spiegelsaal von Versailles und schaute meinen ausgemergelten Körper an. Es war erschreckend, denn ich erkannte diese Person nicht wieder. Wer ist das? Mein Gesicht sah so traurig und kraftlos aus, dass mir die Tränen über die Wangen liefen. Ein so prächtiger, geschichtsträchtiger Ort war das genaue Gegenteil von dem Bild, das ich gerade abgab. Ich hatte zu Hause unzählige Male kritisch in den Spiegel geschaut und doch nie das gesehen, was offensichtlich war. Dass ich ein Make-over brauchte, aber nicht für mein Äußeres, sondern eines für mein Leben. Das nerdige Teenie-Girl in mir brauchte Frieden und hatte es verdient, nach zehn Jahren gehört zu werden. Es war ein ähnlich wichtiger Moment für mich wie die Geburt meiner Tochter, und ohne diese Zauberspiegel im Schloss von Versailles hätte es ihn vielleicht nie gegeben.

Mein Paris-Trip war damals die Initialzündung für ein generelles Umdenken – das geschah nicht von heute auf morgen. Ich musste mich Schritt für Schritt trauen, mein wahres Ich und meine wahren Wünsche fürs Leben zu entdecken. Ich wollte unabhängiger sein, ich wollte Männern nicht mehr gefallen wollen, und ich wollte glücklich mit meinem Körper sein. Und jetzt gerade? In jenem Moment in Paris? Da wollte ich Macarons essen, Crêpes, superfettigen Käse und Baguette. Als ich am Abend zurück ins Hotel ging, tischte ich in meinem Hotelzimmer ein Menü feinster Leckereien auf, dachte an Marie-Antoinette, die ausschweifende Königin Frankreichs, und gönnte mir all das, worauf ich seit Jahren verzichtet hatte. Es war ein Fest! Ich hüpfte auf dem Hotelbett, trank billigen Wein, hörte viel zu laut französischen Hip-Hop und verfasste die nächsten unrealistischen Listen mit Verbesserungen und Veränderungen. Klar, drei Nächte in der Stadt der Liebe reichten nicht aus, um 24 Jahre Gaslighting und den daraus resultierenden Selbstoptimierungswahn zu überwinden. Aber es war ein Anfang! Zum ersten Mal seit Ewigkeiten war ich glücklich – genau so, wie ich in jenem Moment war. Merci, Paris! Es dauerte noch einige Jahre bis zur Geburt meiner Tochter, bis ich wirklich verstand, mich um meine Bedürfnisse zu kümmern und tatsächlich freier und mit weniger Ballast zu leben. Aber es war ein Anfang.

i
live

In meinen Augen ist persönliches Wachstum nur dann möglich, wenn wir unsere Grundbedürfnisse kennen, diese schützen und auf ihnen aufbauen. Wer permanent am Limit ist und keinen Rückzugsort hat, um sich auszuruhen, dem wird es schwerfallen, mutig hinauszuziehen in die Welt, um sich selbst zu verwirklichen. Gerade wenn du das blinde Streben nach Perfektion aufgeben möchtest und langsam all die unperfekten und aufregenden Abenteuer in den Blick nimmst, die in der Welt auf dich warten, brauchst du einen sicheren Ort. In einer Welt, die scheinbar immer gefährlicher oder zumindest schneller und unübersichtlicher wird, kann dir dein Zuhause Ruhe und Geborgenheit bieten und auch deinem Körper signalisieren: Hier kannst du sein, hier bist zu sicher. Dieser Ort inspiriert und trägt dich, statt dir Energie zu rauben.

Laut dem Psychologen Abraham Maslow, dem Erfinder des sozialpsychologischen Modells der Bedürfnispyramide, ist Selbstverwirklichung nur dann möglich, wenn die wichtigsten Bedürfnisse des Menschen befriedigt sind – jene seien nur die Spitze der Pyramide. Als die wichtigsten Bedürfnisse identifizierte er die existenziellen, wie etwa Luft zum Atmen, Nahrung und Schlaf. Sie bilden das Fundament des Bauwerks. Gefolgt von Sicherheitsbedürfnissen wie einem geregelten Einkommen, einer Wohnung, einem Arbeitsverhältnis. In der nächsten Bedürfnisstufe finden sich die sozialen Bedürfnisse, dazu zählt Maslow den starken Drang nach sozialen Beziehungen. Gegenseitige Unterstützung, das Geben und Empfangen von Zuneigung, das Pflegen von Freundschaften, familiäre Zugehörigkeit – all das ist Teil dieser Ebene, und auch du kennst bestimmt das Gefühl, eine bestimmte Rolle in einer Gruppe einnehmen zu wollen. Durch soziale Kontakte empfinden wir unter anderem Anerkennung sowie Wertschätzung.

Ich glaube zwar nicht, dass wir uns nur dann selbst verwirklichen können, wenn alle diese Bedürfnisse rundum erfüllt sind, das wird im Leben kaum je möglich sein, aber wenn wir uns das Leben, unser Selbst, wie einen Jenga-Turm vorstellen und wir aus dem unteren Bereich permanent Steine ziehen, sodass große Lücken entstehen, während wir zugleich nach oben hin munter in die Höhe bauen, dann kommt das Konstrukt zwangsläufig irgendwann ins Wanken. Mit einigen gut abgefangenen Lücken und Schwächen hingegen lässt sich mit Sicherheit ein beachtlicher, standfester Turm bauen: «The cracks are where the light gets in!»

Und das Schöne ist doch, du hast es in der Hand, die ersten paar Steinreihen so stabil wie möglich zu gestalten. Zwei dieser Steine in deiner Basis habe ich dir im vorangegangenen Teil nähergebracht: Körper und Geist sind dein Fundament. Sie bilden gewissermaßen dein «inneres Haus». In diesem Teil soll es nun um den dritten Stein gehen, der dein Fundament festigt: dein Zuhause im Außen. Was braucht es wirklich, damit du dich sicher fühlst in der Welt? Wenn du diese Frage für dich beantwortet hast, du deine Basis gelegt hast, erst dann kannst du dich obenrum auch mutig etwas trauen und munter in die Höhe bauen – selbst wenn es mal richtig wild wird. Ich habe gemerkt: Es ist für mich viel einfacher, mutig zu sein und mir etwas zuzutrauen, wenn ich mir sicher bin, dass mir nichts Schlimmes passieren kann. Dass ich auf meine Basis bauen kann und ich selbst im schlimmsten Fall weiß, egal was auch passiert: Meine Basis steht. Wer gut gesichert ist, der kann ein Risiko eingehen und hoch hinausklettern, der darf auch ruhig mal scheitern.

Einen großen Anteil an unserem Sicherheitsgefühl hat unser Heim. Allein dass wir die Möglichkeit haben, einen Ort «Heimat» oder «Zuhause» zu nennen, ist ein Geschenk, und längst nicht alle Menschen genießen das Privileg, ein Dach über dem Kopf zu haben. Wenn du also danach strebst, dich selbst zu verwirklichen und dich in Abenteuer zu stürzen, dann schau dir an, was du für deinen persönlichen Safe Space brauchst. Was gibt dir Halt, ohne dich zu beschweren? Manchmal fühlen wir uns irgendwie falsch oder fremd und suchen den Fehler in uns. Aber es kann auch sein, dass du einfach nicht gemacht bist für die Umgebung, in der du dich befindest. Das Schöne ist, dass man das ändern kann. Auch wenn es anstrengend ist, wird es sich lohnen.

Zu Beginn meines Studiums lebte ich alleine in einer mini mini mini kleinen Wohneinheit in einem Studentenwohnheim. Ich dachte, allein zu wohnen, wäre besser für mich. Nein, Moment – meine Eltern dachten, dass es besser für mich wäre, weil ich mich dann nicht einschränken und Rücksicht nehmen müsste. Aber ich war unglücklich. So einsam und isoliert. Also war ich nur zum Schlafen in meiner Wohnung. Am Ende meines Studiums lebte ich mit vier anderen Menschen in einer sehr bunten WG, es war immer chaotisch, zu wenig Platz, und alle hatten permanent Besuch oder Übernachtungsgäste. Ich war im Himmel. Ich liebe es, wenn das Leben um mich wimmelt, und tatsächlich lenkte es mich weniger ab, als alleine zu wohnen. Was andere denken, dass gut für uns ist oder zu uns passt, muss nicht automatisch unsere eigene Wahrheit sein. Vielleicht musst du auch erst mal überdenken, ob du etwa auf dem Land glücklicher wärst oder ob dir getrennte Wohnungen von deinem*er Partner*in möglicherweise das Glück zurück in deine Beziehung bringen. Eventuell lebst du in der Nähe deiner Eltern und musst dich sowieso um sie kümmern – wie wäre es, alle Generationen unter einem Dach zu vereinen? Oftmals traut man sich nicht, ungewöhnliche Ideen auszusprechen, weil so viele andere Sachen daran hängen, wenn man seinen Wohnort oder seine Wohnsituation ändert. Aber es kann eine sehr wichtige und sehr positive Veränderung sein, die wieder eine Reihe anderer mutiger Entscheidungen katalysiert.

Für mich stand am Anfang der Auseinandersetzung mit meinem Zuhause und der Frage, wo und wie ich wohnen wollte, ein radikales Ausmisten. Nach der Geburt meiner Tochter nahm ich mir sehr viel Zeit. Lange hatte ich keinen wirklichen Plan, was ich als Nächstes tun sollte. Also widmete ich mich dem, was in Reichweite war. Ich gab meinem Körper Zeit zu heilen, ich erlaubte meinem Geist, zur Ruhe zu kommen, und ich begann, auszumisten. Es schien so, als hätten wir einfach keinen Stauraum für all die Dinge, die ein Baby in den ersten Jahren braucht. Mir fiel auf, wie viel Kram wir eigentlich hatten, den wir im Alltag kaum benutzten. Als ich das bemerkte, stellte ich unsere Wohnung regelrecht auf den Kopf. Heute ist mir klar: Ich hatte mich verändert, und ich brauchte auch in meinem Zuhause eine Veränderung, aber ich wusste noch nicht, welche, also fing ich einfach an. Früher war es mir unfassbar schwergefallen, Dinge loszulassen, aber nach der Geburt übte ich mich regelrecht darin, und es fiel mir umso leichter, je häufiger ich es tat. Es war wie so oft im Leben: Zuerst erschien es anstrengend und schwer, fast unmöglich, und sobald ich es anpackte, mich ins Tun begab, merkte ich, dass nichts Schlimmes passierte. Erst war ich sehr zögerlich dabei, aber ich trainierte unbewusst, Entscheidungen aus dem Bauch heraus zu treffen, und das wirkte sich nicht nur positiv auf die Grundordnung in meinem Zuhause aus, sondern auch auf andere Bereiche meines Lebens. Je mehr ich ausmistete und räumte und schob, desto mehr übertrug sich die entstehende Leichtigkeit in meinem Zuhause auch auf mich. Irgendwann bemerkte ich: Diese Leichtigkeit wünsche ich mir auch außerhalb meiner eigenen vier Wände. Allein für diese Erkenntnis, dass es mir in meinen eigenen vier Wänden guttut, Dinge gehen zu lassen, hat sich der Aufwand gelohnt: Ich sehnte mich nach mehr Leichtigkeit im Leben, und offenbar war Loslassen der Trick: *Be like water, let it flow!* Fürs Mutig-Sein braucht man Kraft und Sicherheit, und dafür kannst du selbst sorgen. Ein schöner Nebeneffekt: Du trainierst einige wichtige Fähigkeiten: Entscheidungen treffen, priorisieren, Zustände akzeptieren und loslassen.

Dein sicherer Ort

Kennst du dieses wohlige Hotelzimmergefühl? Du machst die Tür auf, und wenn alles richtig gut läuft, riecht es ganz wunderbar sauber, zugleich wohnlich. Du betrittst ein (meistens) klitzekleines Zimmer, und es ist herrlich ruhig, du fühlst dich willkommen.

Genau diese einzigartige Mischung macht für mich ein Zuhause aus – ganz egal, ob es eine kleine Studentenbude ist oder ein großes, frei stehendes Haus mit Garten. Home – das ist, wo du einige deiner besten Erinnerungen schaffst, wo du Pläne schmiedest, wo du dich erholen und wo du bittere Tränen weinen kannst. Früh startest du hier in den Tag, und wenn du nach einem anstrengenden Tag dorthin zurückkehrst, schließt du die Tür und lässt die anstrengende, manchmal bedrohliche Welt hinter dir. Tür zu. Daheim.

Das Leben kann zuweilen hart und anstrengend sein, und wenn ich nach Hause komme, dann will ich, dass mein Körper und mein Geist die Chance haben, in den Entspannungsmodus zu wechseln. Mein Zuhause soll ein Ort der Sicherheit, eine Quelle der Ruhe und Kraft sein, aber auch ein Ort voller Möglichkeiten zur persönlichen Entfaltung. Es waren nur ein paar kleine Kniffe, die den Ausschlag gaben, dass mein Zuhause genau dazu wurde. Auszumisten war einer davon. Oft verstecken sich hinter Chaos und Krimskrams nämlich größere Probleme – Schuld, Angst, Trauma, Verlust. Diesen unnötigen Ballast zu organisieren, auszumisten und auf ein Maß zu reduzieren, mit dem du dich wohlfühlst, kann eine Chance sein, dein Leben neu auszurichten und frei zu werden für Ideen, Möglichkeiten und Ziele. Dir ein Zuhause zu schaffen, das dir entspricht, ist eine der wichtigsten Leistungen, die du vollbringen kannst. Und es geht dabei nicht darum, wie luxuriös oder vorzeigbar dein Heim ist. Ein Zuhause, das ist so viel mehr als nur ein Dach über dem Kopf. Hier kannst du dich wohl-, sicher, geliebt, frei von Bewertungen und Erwartungen fühlen. Hier kannst du DU SELBST sein. Fühlt es sich für dich so an? Dann lass alles genau so, wie es ist. Du hast intuitiv dafür gesorgt, dass du in einer Umgebung lebst, die dir Halt und Kraft gibt.

Wenn es sich aber irgendwie nicht richtig anfühlt, wenn du nach Hause kommst und alles ist zu laut und unruhig, es dir nicht entspricht, was du da siehst – zu viel Inspirationen aus dem Internet, zu viele Trends, zu viel Zeug –, dann pack es an. Wenn dein Zuhause ein Sammelsurium aus vergangenen Lebensphasen und fremden Einflüssen ist, dann pack es an! Wenn dein Zuhause zu einem Energieräuber geworden ist, dann pack es an! Wenn die Wände vor lauter Deko schreien oder die Schränke nach Befreiung von Krempel, dann pack es an! Besinne dich darauf, wer du wirklich bist. Was du für deinen Weg brauchst und was dir wichtig ist – und dann lass los!

Bevor ich dir Schritt für Schritt erkläre, wie ich mir einen sicheren Ort geschaffen habe, möchte ich noch etwas betonen: Ein Leben zu führen, in dem du so wie ich von einer

Vielzahl von Gütern belastet bist, ist ein superprivilegiertes Leben, das vielen Menschen auf dieser Welt fern ist. Es bedeutet, dass du ein warmes Zuhause hast und genügend Geld, um es auszustatten. Du kannst allein dafür dankbar sein. Wenig zu besitzen, ist nicht für viele Menschen eine Wahl oder ein Lifestyle. Wenn ich darüber schreibe, wie du mit weniger auskommen und dein Leben erleichtern kannst, schreibe ich aus einer privilegierten Position heraus, die ich mir selbst immer wieder ins Gedächtnis rufen möchte.

Zu glauben, dass es das perfekte Zuhause gibt, ist genauso falsch, wie zu glauben, dass es das perfekte Ich gibt. Lies das noch einmal. Es gibt kein perfektes Zuhause. Niemand hat das. Auch nicht die Menschen im Internet, die du in den sozialen Medien siehst. Beruhigend, oder? Lass dich niemals von der Illusion blenden, die dir von deinem Display entgegenstrahlt. Jeder Mensch hat eine Chaosecke, die er geschickt versteckt, wenn Gäste kommen. Alle haben diese merkwürdigen Dinge, die sie nicht loslassen können, oder Schubladen voller «brauch ich noch mal». Vielleicht hast du sogar eine ganze Abstellkammer oder einen ungenutzten Raum, mit dem du eigentlich unzufrieden bist, aber dich doch nicht aufraffen kannst, es anzugehen. So wie du selbst ist dein Zuhause in stetem Wandel, ein Work in Progress, eine nie endende Veränderung. Wenn du dir das einmal klargemacht hast, wirst du nicht nur erleichtert sein, du musst auch keine Angst mehr vor irgendwelchen Fehlentscheidungen haben. Es wird nie den einen Moment geben, an dem du die neue Hipster-Vase ins Regal stellst, ein Regal anbringst oder Möbel hin und her schiebst und dann sagst: «Fertig. Das bleibt jetzt so, bis ich tot umfalle.» Und das ist gut so. Du wirst noch viele Erfahrungen sammeln und Facetten von dir selbst kennenlernen, und jedes Mal wird sich das in deinem Zuhause bemerkbar machen. Und in ein paar Jahren wirst du dich fragen: Wieso dachte ich, ich bräuchte diese Vase, warum hängt da das Regal, und was hat es mit der Positionierung der Möbel auf sich? Das ist völlig normal. Es geht darum, dein Heim so zu gestalten, dass es deinen aktuellen Bedürfnissen entspricht.

Wenn du darüber nachdenkst, wie dein ureigenes Zuhause aussehen soll, lass dich nicht nur von der Funktion der Dinge leiten, sondern von deinem Gefühl. Ja, Praktikabilität ist wichtig, aber es gibt mehr im Leben als die Putzbarkeit eines Zuhauses. Als ich mein Haus saniert habe, sah ich mich permanent mit Aussagen konfrontiert wie: «Ja, aber wie willst du das putzen?» Als könnte man mit einem Putzlappen nur einen besonderen Stil oder nur eine besondere Form sauber wischen. Als würde es einen Unterschied machen, über eine frei stehende oder eine eingebaute Wanne zu putzen. Lass dich von so etwas bitte nicht leiten, es sei denn, Sauberkeit ist für deinen sicheren Ort die oberste Priorität! Dann *go for it!* Stell dir aber ansonsten vorerst andere Fragen. Zum Beispiel: Wie soll sich mein Zuhause anfühlen?

Ich selbst strebe in meinem Haus nach Liebe, Harmonie und Schönheit – darin spiegeln sich meine Bedürfnisse wider: der Wunsch nach Verbundenheit, Ausgewogenheit, Ruhe, aber auch nach Kreativität. Ein Beispiel: Verbundenheit.

In meinem Zuhause habe ich deshalb Wert darauf gelegt, dass es Orte der Begegnung und des ungezwungenen Miteinanders gibt: einen großen Esstisch, offene Räume, die miteinander verbunden sind, eine gemütliche Garnitur im Garten. Ich liebe es, spontanen Besuch zu bekommen, und mein Haus ist immer offen für Gäste – mein Zuhause strahlt dieses Gefühl des Willkommenseins so auch nach außen aus. Meinen Wunsch nach Ruhe und Ausgewogenheit habe ich durch einen sanften Grundton in den Räumen ausgedrückt. Viele neutrale Farben und Texturen, um Gemütlichkeit und Entschleunigung zu erreichen. Hier und da ein eingebauter Stauraum lässt das Chaos hinter Türen verschwinden, und auch die wenige Deko ist sehr bewusst und reduziert platziert. Da ist aber auch ganz viel Raum für Kreativität, bunte Akzente, Kunst, «empty space». So fühle ich mich wohl und umgeben von schönen Dingen.

Was die Schönheit betrifft: Manche Menschen lieben Kitsch, Stilbruch, andere wiederum Minimalismus und Klarheit. Finde deinen persönlichen Stil, indem du dich fragst, wie du dich fühlen möchtest, wenn du heimkommst. Das Spannende ist, dass das nichts mit deinem Kleidungsstil oder sonstigen Vorlieben zu tun haben muss. Manche Menschen haben einen sehr sportlichen Kleidungsstil, aber lieben es, klassisch und vielleicht sogar ein bisschen bieder zu wohnen. Auch umgekehrt wird ein Schuh daraus, und bei manchen Menschen schwingt alles im gleichen beigen Vibe. Alles völlig okay!

Falls es dir noch etwas schwerfällt, eine eigene Idee zu entwickeln: Versuch doch mal, dich daran zu erinnern, in welchen Situationen im Leben dich ein Raum mit Freude erfüllt hat. Vielleicht warst du bei Freunden, deiner Familie oder in einem Hotelzimmer. Wie sah es dort aus? Welche Elemente haben dich berührt, geerdet oder energetisiert?

In einem ruhigen Moment: Nimm dir einen Zettel und einen Stift und denke über die Orte nach, die dich berührt haben, und auch darüber, welches Gefühl sie in dir ausgelöst haben. Egal ob es ein Hotelzimmer war, ein Zuhause von Freunden oder ein öffentliches Gebäude. Geh auch zurück in deine Kindheit. War es das Wohnzimmer deiner Oma? Der Perserteppich bei Tante Ilse? Ich bin mir sicher, dass dir einiges einfällt. Schreibe auch die Gefühle auf, die du hattest, und die Elemente, die dir besonders in Erinnerung geblieben sind. Auch Worte wie «warm», «geborgen» oder «frisch» können auf dem Papier landen. Wenn du die Essenz dieser Gefühle und Erfahrungen findest, sie sich langsam herauskristallisieren, dann findest du deinen ganz persönlichen Wohnstil, und dein Zuhause wird authentisch und zu einem sicheren Ort. Hebe den Zettel gut auf, wir werden ihn später noch brauchen.

Immer wenn etwas authentisch ist, fallen unsere Emotionen und Werte mit unseren Handlungen in eins. Es ist eine wahnsinnige Befreiung, sich dessen bewusst zu werden und Spannungen oder Dissonanzen in den eigenen vier Wänden abzubauen. Lass dich nicht von Trends oder Looks leiten. Dein Zuhause hat viele Facetten, die gerade mit einer Familie schwer mit Looks vereinbar sein werden (Stichwort Plastikspielzeug) und deren Verwirklichung dich nur Energie und eine Menge Geld kostet. Wenn du jedem Boho-Trend oder Industrial-Hype folgst, wirst du alle paar Jahre das Haus auf links drehen und dafür tief in die Tasche greifen müssen. Gleichzeitig wirst du ständig das Gefühl haben, nicht gut genug zu sein, weil dein Heim zwangsweise optisch von der angestrebten Perfektion abweichen wird. Lass dich also lieber von deinen Werten und Bedürfnissen leiten. Nur weil uns etwas gefällt, müssen wir es noch lange nicht kaufen oder leben. Mach dich frei vom Zwang, Looks oder Trends zu kopieren. Du bist permanent von unzähligen Möglichkeiten umgeben, und da draußen gibt es mehr Ideen, als ein einziger Mensch jemals umsetzen kann. Also bleib bei dir, deinem ureigenen Home-Gefühl, und trau dir zu, ein unperfektes Zuhause zu (be)leben.

Deine Identität ist einzigartig, und wenn du Familie hast, dann ist es auch die, sind es die Kinder, Mitbewohner*innen, die Haustiere – all das sind Facetten, die man sehen darf. Du lebst hier. Du streitest hier, du lachst und du weinst hier, du liebst hier, wirst dich hier auch mal unverstanden und überlastet fühlen, vielleicht auch einsam, oder aber pudelwohl und im Einklang mit dir selbst. Ein Zuhause für mehrere Menschen mit unterschiedlichen Bedürfnissen zu schaffen, ist gar nicht so leicht, denn das bedeutet, einerseits zu sich selbst zu finden und auch Kompromisse einzugehen. Werde dir bewusst: Wie in allen Bereichen des Lebens ist auch das ein Prozess, für den du dir Zeit nehmen darfst.

Wenn du nicht alleine lebst, dann schreibe auf den Zettel, wer außer dir noch in deinem Zuhause wohnt und welche besonderen Bedürfnisse dadurch an euer Heim entstehen. Kinder, ältere zu pflegende Verwandte, Mitbewohner*innen oder auch Haustiere – all diese Seelen bringen Vielfalt und natürlich auch mehr Chaos ins Haus. Werde dir bewusst, dass das Leben ein Kompromiss ist und ein perfektes Zuhause eine Illusion.

Ein guter Anfang, mich mit meinem Heim auseinanderzusetzen, bestand für mich darin auszumisten. Warum nur schiebt man das oft so lange auf, bis es eine scheinbar unlösbare Aufgabe geworden ist? Wahrscheinlich kannst du dir die Antwort bereits denken. Man wird mit der unbequemen Wahrheit konfrontiert, dass man impulsive Entscheidungen getroffen hat. Das zehnte weiße T-Shirt, der fünfte rote Nagellack oder die uralte Jeans, in die man schon irgendwann reinpassen wird. Ich habe meine Followerinnen schon oft gefragt, was sie davon abhält auszumisten. Meistens kreisten die Antworten darum, dass Erinnerungen an den Stücken hingen, sie eine Menge Geld gekostet hatten und noch vollkommen intakt waren. Auch der Gedanke, sie irgendwann doch noch einmal gebrauchen zu können, erschwerte das Loslassen. Du wirst erstaunt sein, wie viele Dinge du besitzt, die du kaum je nutzt, etwa weil sie dir nicht mehr passen, weil sie kaputt und deshalb nicht mehr brauchbar sind, weil du sie schlicht vergessen hast oder du dich verändert.

Diese Dinge loszulassen, sie zu verschenken, in ein Sozialkaufhaus zu geben, wegzuschmeißen oder aber sie zu reparieren und wieder in einen brauchbaren Zustand zu überführen, ist ein anstrengender Prozess, aber es ist immens wichtig, Ballast abzuwerfen. Je mehr (überflüssige) Dinge du besitzt, desto mehr Zeit wirst du damit zubringen, sie zu putzen, umherzutragen und zu sortieren. Was der Begriff «überflüssig» umfasst, ist natürlich ganz individuell und lässt sich nicht in Zahlen bemessen. Manch eine lebt für ihre Büchersammlung und sieht diese als untrennbare Einheit, während andere beim Anblick des überfüllten Bücherregals in Schockstarre verfallen. «Does this spark joy?», wie Marie Kondo sagen würde.

Don't get me wrong. Ich liebe Urlaubsmitbringsel, das Zierdeckchen von Oma Krimi und meine ersten Lackschuhe. Aber manchmal ist das Festhalten an Gegenständen auch der verzweifelte Versuch, die Vergangenheit nicht loslassen zu müssen und mit ihr die Gefühle und Erinnerungen, die damit verbunden sind. Wenn du aber an allem festhältst und dich nicht von solchen einschränkenden Mustern befreist, bist du irgendwann Gefangene deiner eigenen Vergangenheit. Ich habe eine Menge über Minimalismus gelesen, übers Aufräumen und Ordnung schaffen. Und überall der Konsens: *Let that shit go!* Aber behalte, was dir wirklich, wirklich, wirklich wichtig ist.

Als meine Oma starb, habe ich viele ihrer Kleidungsstücke behalten. Ich habe sie sehr geliebt und wollte auf keinen Fall vergessen, wie sie geduftet hat. Also sortierte ich einige ihrer zeitlosen Blusen und Jäckchen in meinen Kleiderschrank. Ein Jahr, zwei Jahre. Und im dritten Jahr nahm ich das erste Mal wieder eine ihrer Blusen in die Hand. Ich hatte sie nie getragen, ich konnte es nicht. Sich an der Vergangenheit festzuhalten, tut weh. Und als ich die Blusen in die Tüte für die Kleiderspende verabschiedete und das letzte Mal einen tiefen Atemzug von ihrem Duft nehmen wollte, fiel mir auf, dass er verflogen war. Ich konnte mich dennoch an ihn erinnern. Den Duft meiner geliebten Omimi würde ich nie vergessen, er ist in meinem Herzen. Wenn ich jetzt, genau jetzt, während ich diese Zeilen schreibe, meine Augen schließe, kommt mir der Geruch ihres Lieblingsparfüms in den Sinn, gemischt mit einem Hauch der Zigaretten, die sie heimlich paffte. Die Erinnerungen, die wunderschönen Momente und Menschen, die wir so sehr lieben, sind nicht an materielle Dinge gebunden. Auch unsere vergangenen Ichs holen wir mit der alten Skinny Jeans von 2010 nicht wieder in die Gegenwart. Es ist nicht nötig, dich selbst zu kasteien, wenn du kaum getragene oder genutzte Sachen weitergibst, verschenkst oder spendest. Es ist okay! Ja, es hat Geld gekostet, aber allein der Erwerb hat dir Freude bereitet, und manchmal reicht das. Warum sich also jetzt noch den Kopf zerbrechen? Jemand anderes wird sich über das Kleidungsstück oder den Gegenstand freuen und ihn nutzen. Lass dir diese Dinge lieber eine Mahnung für die Zukunft sein und sieh von Impulskäufen und unnötigem Konsum ab. Wenn allein das Glücksgefühl beim Kauf dich dazu gebracht hat, etwas anzuschaffen, dann ist Ausmisten die beste Gelegenheit, dieses Verhaltensmuster zu bemerken und zu überdenken. Es gibt andere Wege, Glücksgefühle zu empfinden als über schnellen Konsum – denk an die vielen Möglichkeiten, die du hast, um deine Glückshormone in Schwung zu bringen. Mir passiert es dennoch ab und an, dass ich mir impulsiv etwas kaufe, etwa um mich zu belohnen oder weil ich einen schlechten Tag habe. Es ist wie mit dem Naschen, da ist der Klick auf «Kaufen» die schnelle Bedürfnisbefriedigung. Auch das passiert mal. Auch hier gilt: *Let that shit go!* Solange es nicht zur Sucht wird, sieh es als bewusste Belohnung, die du dir ab und an gönnst, und dann konzentriere dich auf das Hier und Jetzt – spende, verkaufe und entsorge, verschaffe dir Luft und bitte hör auf, über zukünftige Szenarien nachzudenken, in denen du den unnötigen Krempel irgendwann doch noch brauchen könntest. Du wendest nur Zeit und Kraft auf, die du anderweitig besser nutzen könntest. Bei mir äußerte sich dieses Festhalten so: Jahrelang stand die abgelegte Kleidung meiner Tochter in unserem Keller. Natürlich fürs nächste Kind. Fein säuberlich in Boxen verpackt, erinnerten sie mich jeden Tag daran, dass ich nicht in der Lage war, ein Geschwisterchen auf die Welt zu bringen. Du kannst dir nicht vorstellen, wie befreiend es war, diese Kisten zu spenden. Für mich bedeutete es nicht, meinen Traum oder die Vergangenheit aufzugeben – beides ist nämlich nicht an kleine Strampler und Babymützchen geknüpft. Es sind nur Dinge! Lass dich nicht verunsichern, wenn es dir anfangs schwerfällt. Du wirst bemerken, dass du deine Erinnerungen, deine Wünsche und Vorstellungen deshalb nicht aufgibst.

Nimm noch einmal deinen Zettel zur Hand. Wenn es Gegenstände oder Dinge in deinem Zuhause gibt, deren Vorhandensein oder Ausmisten dich schmerzt, dann schreibe sie jetzt auf. Vermerke auch, für welche Wünsche, Ziele und Hoffnungen diese Gegenstände stehen. Gibt es etwas, das du daran ändern kannst? Einen Menschen, den du um Verzeihung bitten oder dem du gar vergeben könntest, um dem Gegenstand seine negative Energie zu nehmen? Manchmal hilft ein Gegenstand auch, dich an einen längst vergessenen Traum zu erinnern, und du kannst ihn aus der jetzigen Situation vielleicht in Angriff nehmen. Es kann immer eine Chance sein, sich mit solchen Dämonen oder alten Lieben auseinanderzusetzen. Vergiss nicht: Deine Identität setzt sich nicht aus Gegenständen zusammen. Es sind nur Dinge, das bist nicht du im JETZT!

In vielen Büchern über das Ausmisten und Minimalismus entsteht der Eindruck, dass ein ordentliches Zuhause karg und kahl sein muss, um wirklich aufgeräumt zu sein. Du müsstest deine liebevoll auf dem Schulhof zusammengehandelte Diddl-Blattsammlung wegschmeißen, weil sie Papierkram ist, keinen tieferen Zweck erfüllt oder keine ungezügelte Freude in dir auslöst. Aber das Leben ist komplizierter als das. Ich habe Dokumentationen über Minimalismus gesehen, in denen Frauen mit so gut wie nichts in ihren Apartments saßen und über die neue Leichtigkeit einer leeren Wohnung philosophierten. Ich kaufe ihnen ihr Glück auch ab, aber ICH fände das ziemlich schrecklich. Wie bei allem im Leben ist es wichtig, eine gesunde Balance zu finden. Und zwar eine, die für dich persönlich die richtige ist. Was ist deine persönliche Balance zwischen Wohnlichkeit und Funktionalität? Welches Prinzip möchtest du anwenden, wenn es um dein Zuhause geht?

Ich habe meiner Tochter beispielsweise schon früh ein Mitspracherecht eingeräumt, wie ihr Zimmer aussehen soll – und auch bei der Gestaltung der gemeinschaftlich genutzten Räume. Auch ist Ordnung für mich kein fixer Zustand, sondern eine Balance von Bedürfnissen. Wenn ich beruflich in einer sehr angespannten und stressigen Phase stecke, dann erlaube ich mir, den Abstellraum für einige Zeit als unansehnliche Rumpelkammer zu nutzen, und verabschiede alles ohne schlechtes Gewissen ins Nirwana. Ich habe aufgehört, mich selbst unter Druck zu setzen und den Anspruch zu haben, dass ich immer überall Ordnung und alles unter Kontrolle halten muss. Deine Küche ist aufgeräumt? Perfekt! Wen juckt es da, dass dein Arbeitszimmer im Zettelchaos versinkt? Jede*r von uns hat nur eine begrenzte Kapazität, und es ist vollkommen in Ordnung, wenn du Prioritäten setzt. Für mich und meinen sicheren Ort ist zum Beispiel wichtig, dass sich alle bemühen, die gemeinschaftlich genutzten Räume ordentlich zu halten, um in den eigenen Bereichen seine Kräfte so einzuteilen, wie es eben gerade geht. Wenn ich bemerke, dass die Lage dennoch zu eskalieren droht, dann wird ein großer Pippi-Langstrumpf-Putztag ausgerufen, an dem jede*r versucht, seinen*ihren Teil dazu beizutragen, in der Wohnung oder im Haus eine Grundordnung wiederherzustellen. Diese Chaos-Interventionen werden bei uns immer seltener, weil wir es nach und nach schaffen, allen Dingen einen Ort zuzuordnen, der für die kleinen Mitbewohner oder andere Chaoten im Haushalt klar verständlich ist. Und noch einmal: Weg mit allem, was dich unnötig belastet! Auf geht's!

Fünf ultimative Tipps für gelingendes Ausmisten

Tipp 1 – Wohin damit?

Das Folgende mag ein wenig seltsam anmuten, aber dennoch rate ich dir dringend, vorab zu klären, was du mit den ausgemusterten Sachen machen und wie du sie entsorgen willst. Mir ist es schon oft passiert, dass mich eine nächtliche Ausmistwut überkommen hat und dann früh der ganze Flur mit Kisten, Säcken oder Elektroschrott gepflastert war. Das ist nervig und nimmt die Motivation und den Spaß am Ausmisten. Versuch deshalb, vorausschauend auszumisten. Wenn du etwa das Kinderzimmer als nächsten Raum deiner Entrümpelungstour auserkoren hast, dann informier dich, wo demnächst ein Kinderbasar stattfindet oder ob es eine Einrichtung gibt, an die du Kleidung und Spielzeug spenden könntest. So stehen die Sachen nicht wochenlang an anderer Stelle in deinem Zuhause, und du kommst nicht in Versuchung, wieder etwas zu «retten».

Tipp 2 – Dachboden & Keller zuerst!

Fang bei den Sachen an, die du sowieso verbannt hast: Kellerabteil, Dachboden, Garage – diese Orte sind berühmt dafür, unseren alten Krempel zu beherbergen, und hier befinden sich Dinge, die dir wahrscheinlich nicht sehr am Herzen liegen oder die du bewusst dorthin geschoben hast. Damit das Aufräumen nicht mit zögerlichen Entscheidungen und Frust beginnt, starte hier. Und denk dran: Du musst nicht zwanghaft so viel aussortieren, wie nur irgend möglich, sondern ausschließlich die Dinge, die Ballast sind und die nicht positiv zu deinem Leben beitragen. Konzentriere dich darauf, alles zu entsorgen, das sich unnötig angesammelt hat, das du sowieso nie benutzt oder benutzen wirst und kaputt oder unvollständig ist. Es ist wichtiger, dass du dich in deinem Zuhause wohlfühlst, nicht dass es perfekt aussieht. Das Ausmisten soll dir dabei helfen, ein weniger beschwertes Leben zu führen, und dir zu einem Ort verhelfen, an dem du dich sicher und geborgen fühlst.

Tipp 3 – Take a picture!

Ausmisten fällt mir persönlich umso leichter, je strukturierter ich vorgehe. KonMari ist eine schöne Idee, aber um ehrlich zu sein, erweckt mein Locher keine übersprudelnde Freude in mir, und dennoch brauche ich ihn für meine Buchhaltung. Mir hat es stattdessen sehr geholfen, das Chaos zu dokumentieren. Jeder Mensch liebt doch den Vorher-nachher-Effekt, oder? Und es ist eine tolle Art, das eigene Gehirn zu belohnen! Glückshormone, juhu! Du erinnerst dich! Mach also Fotos von den grausigen Chaos-Ecken und den schmutzigen Besteckschubladen, in denen sich neben Batterien und Schaschlikspießen auch so unerklärliche Dinge wie Büroklammern verstecken, fotografiere auch den unter Tonnen von Klamotten ächzenden Kleiderschrank. Wenn du fertig bist, kannst du dir vor Augen halten, wie weit du gekommen bist und wie viel du geschafft hast! Ja, es stimmt, wer ausmistet, braucht Disziplin, Zeit, Durchhaltevermögen und Motivation. Allerdings musst du dich auch nicht unnötig quälen oder selbst bestrafen. Du musst nicht alles wegwerfen, was dir etwas bedeutet. Allein der Gedanke daran hindert meist loszulegen.

Tipp 4 – Setze Prioritäten!

Mach dir einen Plan und setze von Anfang an Prioritäten. Niemand möchte seine wertvolle Freizeit mit Aufräumen verbringen, deswegen konzentrier dich erst mal auf die Orte in deinem Zuhause, die dich am meisten stressen und am meisten Energie rauben. Das kann die Küche sein, dein Kleiderschrank oder vielleicht auch das Homeoffice. Bleib dabei realistisch! Danach kannst du in Ruhe alle anderen Räume oder Ecken in Angriff nehmen, und das Schlimmste hast du hinter dir. Als ich sehr emotional war, hat es mir übrigens geholfen, einfach ALLES aus den Schränken, Schubladen und sonstigen dunklen Ecken zu holen, auf einen Haufen zu werfen und konsequent einen ganzen Raum durchzuarbeiten, bis ich fertig war. Nach der Trennung von meinem damaligen Freund habe ich so im Ablauf eines Tages unsere komplette gemeinsame Wohnung auf den Kopf gestellt. Es war unendlich anstrengend, aber genau das, was ich damals brauchte. Horche also auch in dich hinein, ob du den Wunsch nach einer kleinen Veränderung verspürst oder du die Kraft für eine radikale Veränderung aufbringen möchtest und auch kannst.

Tipp 5 – Take or toss!

Wenn ich ausmiste, dann teile ich alles grob in zwei Kategorien ein: take or toss. Es fällt mir auf diese Weise leichter, Entscheidungen zu treffen, denn alles, was ich nicht unbedingt behalten möchte, kommt im ersten Schritt WEG. So muss ich vorerst keine Entscheidungskraft darauf verwenden, ob ich beispielsweise etwas spenden, verkaufen oder an Freunde verschenken möchte. Mein Fokus liegt dabei auf JA ODER NEIN. Wenn ich dann mit dem Raum fertig bin, kann ich in aller Ruhe und mit Muße immer noch sortieren, was vielleicht noch etwas wert ist oder was definitiv ein Fall für den Sperrmüll ist. Aber auch hier ist jeder anders, und umso mehr du ausmistest, umso klarer wird dir auch die eigene Strategie. Probiere es einfach aus und vergiss nicht: Nimm das Loslassen als Chance für mehr Leichtigkeit! Für mich war dieser Rundumschlag während meiner Sinnkrise sehr heilsam. Er gab mir eine Richtung, ich übte mich in Selbstwirksamkeit, und die neue Klarheit in meinem Zuhause übertrug sich auf meinen Geist.

Ich hoffe, du hast jetzt schon einen vollgeschriebenen Zettel vor dir und einen Plan, welches Zimmer oder welche Ecke du dir vorknöpfen möchtest. Hast du eine erste Idee davon, wie dein Zuhause aussehen soll, damit du und deine Lieben sich dort wohl- und geborgen fühlen? Ich habe auch gerade wieder eine massive Veränderung in meinem Leben angestoßen und lerne, mit der neuen Situation umzugehen. Das spiegelt sich auch in meinem Haus wider. Es wird gerade bunter, femininer und wagemutiger. Ich fühle mich stark und mehr denn je ganz wie ich. Und ich möchte, dass sich dieses Selbstbewusstsein auch in meinem Wohnstil wiederfindet. Dein Zuhause lebt mit dir mit und entwickelt sich mit dir weiter. Gehe alle Ideen und Wünsche Schritt für Schritt an. Du musst nichts übers Knie brechen. Veränderungen brauchen Zeit, also gestehe sie dir zu. Ein Zuhause, schrieb ich schon eingangs dieses Kapitels, ist mehr als nur vier Wände, mehr als eine Ansammlung von Gegenständen, die auf eine bestimmte Weise zueinander angeordnet sind. Home is where the heart is, sagt man nicht so? Also werden wir uns im nächsten Kapitel unserem Zuhause im Herzen zuwenden – den Menschen, die dazu beitragen, dass wir uns in dieser Welt aufgehoben fühlen. Aber bevor wir das tun, ist da noch eine Sache, die ich unbedingt mit dir teilen möchte. Wenn ich mich daran zurückerinnere, wie mein erstes Ausmisten verlief, dann sehe ich zuerst einen riesigen Berg vor meinem inneren Auge. Du ahnst es schon: einen riesigen Berg Klamotten. Ordnung in die eigene Garderobe zu bringen, ist eine riesige Herausforderung und eine sehr persönliche Sache. *Let's do this!*

«Ich hab den ganzen Schrank voll mit nichts anzuziehen.» Kennst du dieses Gefühl? Du stehst vor einem Kleiderhaufen, und alles, aber wirklich alles ist WÄÄÄÄÄÄ. Viele Dinge haben Einfluss auf mein Wohlbefinden, mein Auftreten und meine Laune – mein Outfit gehört für mich unumstritten dazu. Was hattest du heute an? Hast du dich damit wohlgefühlt? Fiel es dir leicht, deine Kleidung auszuwählen? Hast du deinen Kleiderschrank geöffnet und dich gefreut, oder hast du gedacht: BOAH, SO EIN SCHEISS-CHAOS HIER. Ordnung im Leben zu schaffen, bedeutet für mich auch, den Kleiderschrank in den Blick zu nehmen und für Authentizität und Klarheit zu sorgen. Und das heißt nicht, dass du jetzt anfangen musst, deine Unterhosen einzurollen oder nach Farben zu sortieren. Das kannst du schon machen, ich mach das auch, aber darum geht es nicht. Du musst auch keinen Jahreszeiten-Test machen und dann alles, was nicht zum Gemüt und Teint eines Frühlingsmenschen passt, zur Kleiderspende geben. Es geht vielmehr darum, zu erkennen, dass die Kleidung, die du trägst, nicht nur ein optisches, nonverbales Statement an die Außenwelt ist, sondern auch ein Schutzschild oder sogar ein Energie-Booster für dich sein kann. Dafür musst du diese Stücke natürlich erst mal finden – und das geht nur, wenn du weißt, wonach du eigentlich suchst. Ich möchte dir ein paar Tipps geben, um das Optimum aus deinem Kleiderschrank zu holen, und dir zeigen, warum es wichtiger ist, dass DU dein Outfit liebst, anstatt Dresscodes oder Konventionen zu erfüllen. Es geht hier nicht um Ästhetik, sondern darum, dass deine Kleidung eine messbare Wirkung auf dein Selbstbewusstsein, deine Kreativität, Konzentration und deine Teamfähigkeit hat. Auf den Punkt gebracht: Unterschätze niemals die Macht eines starken Outfits an einem schlechten Tag!

Als ich meine Garderobe in Angriff nahm, war es mein Ziel, nur noch die Kleidung im Schrank zu haben, die einen positiven Einfluss auf mich hatte. Vielleicht geht es dir ja wie mir, meine «Klamottenlaune» ist seit meiner Schwangerschaft stark zyklusabhängig, und an manchen Tagen würde ich mich am liebsten einfach nur in einem Onesie ins Bett legen. Das geht natürlich im echten Leben nicht, aber dafür habe ich mittlerweile Outfits, die mir den gleichen emotionalen Support geben wie ein Onesie. Kleidung kann zu deiner Selbstsicherheit beitragen, wenn du gestresst bist. Periodenunterwäsche kann dir Support geben, wenn du sonst ständig denkst «Fuck, hoffentlich blute ich nicht durch meine Kleidung». Sie kann transportieren: «Ja, das sind meine Nippel, und ja, du kannst sie sehen, und es ist mir völlig egal, denn sie sind einfach nur ein Körperteil. Deal with it!» Ein schickes Kostüm kann uns in die richtige Laune versetzen, um ein wichtiges Geschäft abzuschließen, oder aber die superbequemen Sportschuhe küssen unsere Füße, wenn wir kilometerlang hinter unseren Fahrrad fahrenden Kleinkindern herrennen. Für mich war es eine wertvolle Erfahrung, in mich hineinzufühlen und herauszufinden, welche Kleidung mich berührt und emotional stützt. Schreib es dir auf oder mach ein Foto, wenn du einen solchen Moment hast, in dem du zum Beispiel denkst: «Nicht mit mir, diese Mama trägt Mom-Jeans und ist bereit, sich zu zoffen!» Oder: «Nehmen Sie mich besser ernst, denn ich rocke diesen Bleistiftrock!» Das sind definitiv Teile, die unbedingt in deinen Kleiderschrank gehören und die du einsetzen solltest.

Zum praktischen Teil: Bevor es auch hier ans Ausmisten geht, werde dir bewusst, was du mit der Aktion erreichen möchtest. Denk daran: Es geht nicht darum, dass am Ende nur noch fünf Teile im Kleiderschrank hängen, sondern dass darin Outfits auf dich warten, die dir mühelos dabei helfen, dich gut und stark zu fühlen. Du wirst deinen ganz persönlichen Stil haben, lebe diesen Stil, ganz wie in deinem Zuhause. Renne keinen Trends hinterher, sondern achte auch auf die Gefühle, die Kleidungsstücke in dir auslösen, und dann gehe diesen Gefühlen nach. Jede*r hat einen eigenen Stil. Ehrlich! Denk einfach mal darüber nach, was du die letzten drei Monate am häufigsten getragen hast. Falls du absolut nicht darauf geachtet hast, dann mach doch ab sofort jeden Morgen einfach ein schnelles Spiegel-Selfie. In einigen Wochen schaust du dir die Bilder an und suchst nach Gemeinsamkeiten oder speziellen Kleidungsstücken, für die du dich immer und immer wieder entschieden hast. Bist du zufrieden damit, oder hast du ein anderes Bild von dir selbst im Kopf? Manchmal ist man so im Alltag gefangen und so überfordert mit den allmorgendlichen Entscheidungen, dass man Tag für Tag zu den gleichen Teilen greift, anstatt das eigene Potenzial auszuschöpfen. Und auch das kann durchaus Sinn ergeben und entlasten. Nicht nur Marge Simpson nutzt diesen Trick, um sich auf wichtigere Dinge zu konzentrieren. Umso mehr Entscheidungen wir nämlich treffen müssen, umso müder wird unser Geist, und umso weniger verlässlich sind unsere Entscheidungen im Laufe des Tages. ABER: Wie schon erwähnt, können die richtigen Outfits auch Energie spenden und Freude bereiten. Dein Ziel sollte es also sein, einen Kleiderschrank voller Feelgood- und leicht kombinierbarer Teile zu kreieren, die dir keinen Entscheidungsfrust bescheren.

Eine kleine Anmerkung: Bitte nimm dir für diese Aktion wirklich Zeit. Es gibt nichts Schlimmeres, als anzufangen und dann mittendrin aufhören zu müssen. Es ist ein wichtiges Ritual, du wirst spüren, wie viel dir dieses Loslassen gibt. Du solltest das ganz in Ruhe angehen. Manchmal wird dich dieser Prozess auch schmerzen, und auch diese Gefühle brauchen Raum beim Ausmisten.

Wenn du bereit bist, werfe alle Anziehsachen auf einen Haufen. Alle! Schuhe und Accessoires gehören auch dazu.

Am Anfang steht wie bei allem die Entscheidung, etwas ändern zu wollen. Wenn du also bereit bist, diesen Bereich deines Lebens anzugehen, dann beginnt die Fashionreise mit dem Ausmisten. Ich habe viel Erfahrung mit dem Ausmisten von Klamotten, also habe ich dir ein paar hilfreiche

Regeln zusammengestellt, die deine Motivation in Aktion verwandeln.

Regel Nummer 1 – Praktische Outfits dürfen bleiben

Praktische Outfits, die du quasi als Uniform für den Hausputz oder ähnliche Tätigkeiten verwenden kannst, sollten bleiben. Bei mir sind das ausgenudelte Jeans, die Flecken haben, oder Leggings, in denen ich nie vor die Türe gehen würde, kombiniert mit Waschmaschinen-Unfällen – die hast du bestimmt auch. Einmal nicht aufgepasst, und alles ist grün wie der neue trendige Tennissocken, der sich unter die weiße Wäsche gemogelt hat. Ich verwahre diese Klamotten in einer Schublade fernab meiner normalen Anziehsachen und nutze sie auch zum Streichen oder bei der Gartenarbeit. Solche «Uniformen» entlasten dein Gehirn, du findest dich mit dieser Kleidung gut in eine Aufgabe ein und bleibst leichter am Ball. Wenn du fertig bist, wechsle das Outfit wieder und belohne dein Gehirn mit einem Relax-Outfit für Gemütlichkeit und Entspannung.

Regel Nummer 2 – Quality first!

Wenn du mehrere ähnliche Teile hast, dann entscheide dich für das hochwertigste. Qualität sieht und spürt man, und du hast nur das Beste verdient. Achte in Zukunft darauf, keine Impulskäufe zu tätigen. Kaufe dir keine Kleidung, die so schon in deinem Schrank hängt. Das entlastet deinen Geldbeutel, schont Ressourcen und spart Energie.

Fast jeder schlechte Tag kann mit soliden Basics gerettet werden. Ich rede von Stücken wie einem weißen T-Shirt, einem schwarzen T-Shirt, Lieblingsjeans, hellen Sneakern. Wenn gar nichts geht, das geht immer!

Regel Nummer 3 – Konsequenz im Angesicht unbehaglicher Kleidung

Kleidung, die dir Unbehagen bereitet, fliegt raus – und zwar konsequent. Wenn du sie für deine Arbeit brauchst, dann sprich das Thema an. Keine kluge Chefin, kein kluger Chef möchte, dass seine Mitarbeiter*innen sich in ihrer Arbeitskleidung unwohl fühlen – das hat immensen Einfluss auf die Produktivität und das Auftreten. Empathisches Führungspersonal berücksichtigt dies im Rahmen seiner Philosophie. Aber auch du solltest dich nicht länger mit Kleidung belasten, mit der du dich unwohl fühlst. Die viel zu enge Jeans, das Kleid, das unter den Achseln zwickt – all das darf gehen. Auch «Da pass ich irgendwann, wenn ich abgenommen habe, noch mal rein»-Jeans sind eine absolut unnötige Selbstgeißelung und ein Stressfaktor in deinem Leben. Raus damit! Jede Jeans in deinem Schrank sollte dir passen und dir ein gutes Gefühl vermitteln. Seit meiner Schwangerschaft verändert sich mein Körper zyklusabhängig dermaßen, dass ich sowohl eine «aufgeblähter Bauch»-Feelgood-Jeans in meine Garderobe integriert habe als auch einen BH für die Tage, an denen meine Brüste schmerzhaft spannen. Wir Frauen haben lange genug versucht, unsere Körper in irgendwelche Formen zu quetschen, es ist an der Zeit, dass die Kleidung sich an uns schmiegt und nicht umgekehrt. Gestalte deinen Kleiderschrank also smart und, wenn du einen Zyklus hast, kleide dich im Einklang mit diesem. Du wirst sehen, wie viel mehr Power und Selbstsicherheit du hast!

PS: Schuhe, die nicht mehr sauber werden oder die auch kein*e Schuster*in mehr retten kann, landen im Müll. Die

Ausnahme dieser Regel: Wenn die Schuhe Teil einer praktischen «Outfit -Uniform» sind, dürfen sie bleiben.

Regel Nummer 4 – Einlagern, einlagern, einlagern!
Saisonale Kleidung, die den Weg-Check überstanden hat, solltest du auslagern. So entsteht sichtbar mehr Raum und Leichtigkeit im Schrank oder in deinen Schubladen.

Vielleicht hast du beim Ausmisten vergessene Schätze wiederentdeckt oder bemerkt, wie viel du mehrfach hattest. Mach dir das bewusst für zukünftige Einkäufe. Ich habe zum Beispiel ein echtes Jeans-Problem. Ich kaufe viel zu viele davon, habe dann ein bestimmtes Paar obsessiv für einige Wochen an, und wenn ich mich sattgesehen habe, versauern sie im Schrank. Daran arbeite ich. *Nobody is perfect!* Sieh dir an, was jetzt noch in deinem Schrank ist. Was sind die Teile, die du liebst, und wie lassen sie sich kombinieren? Du weißt, ich bin ein großer Fan von visuellen Hilfen. Mach dir also ein Moodboard und sammle Looks, Outfit-Details oder bestimmte Artikel, die dich inspirieren und die das Ich verkörpern, das du gerne nach außen darstellen möchtest. Trau dich, ganz frei zu denken, und achte erst mal nicht darauf, was die Teile kosten. Es gibt immer wunderschöne Designer-Dupes, mit denen man den Look kreieren kann, ohne Tausende Euros auszugeben. Welche Teile für diesen Look hast du schon in deinem Kleiderschrank? Was fehlt noch? Gibt es Kleidungsstücke, die du behalten hast, aber die nicht zu dem passen, was du gerne tragen würdest? Frag dich, warum das so ist. Ich dachte lange Zeit, als erfolgreiche Geschäftsfrau muss ich bei Geschäftsterminen im Bleistiftrock auftreten. Das Ding hatte ich kein einziges Mal an. Ich hatte das Bild der souveränen Business Lady vor Augen, aber das kann ich auf meine Art machen. Die Souveränität und die Ausstrahlung kommen von innen und werden im Idealfall durch unsere Kleidung unterstrichen. Das geht am besten, wenn ich mich absolut wohlfühle und meinen eigenen Stil trage. Halte dich also nicht an konventionelle Bilder, sondern schaffe deine eigene Vision.

Schau dir auch an, in welche Fashion-Fallen du getappt bist bei den ausgemusterten Sachen. Hast du immer wieder einen bestimmten Schnitt gekauft, der dir einfach nicht schmeichelt? Oder aus Eitelkeit die falsche Größe? Hast du bei einem Schnäppchen-Anfall einfach eine Nummer zu klein oder groß mitgenommen, Hauptsache SALE? Lerne aus diesen Fehlern und rufe sie dir beim nächsten Shopping-Trip ins Gedächtnis. KAUF KEINEN SCHROTT!

Wenn du die Style-Lücken in deinem Schrank füllst, lass dir Zeit. Ich weiß, du bist motiviert und willst dein neues Ich jetzt sofort strahlen lassen. Aber ergänze hochwertige Teile nach und nach und wachse in deinen Stil. Sonst ist die Gefahr groß, dass du wieder einen Sack voller Fehlkäufe in die Kleiderspende trägst. Ich habe auch mit sieben Standard-Looks angefangen, die ich mir in Ruhe kombiniert habe. Von dieser Basis aus habe ich Accessoires ergänzt. Dann und wann kam ein zeitloses Teil hinzu, aber natürlich auch hier und da Fast Fashion für den gewissen Kick oder einen besonderen Anlass. Unsere Kleidung entwickelt sich wie unser Zuhause mit uns mit. Mal tragen wir mehr Farben, mal sind wir mutiger, mal haben wir schwarze Phasen. Das ist völlig normal und wichtig für unsere eigene persönliche Entwicklung. Fashion soll Spaß machen und keine Komplexe triggern, also hüte dich auch davor, dich mit anderen zu vergleichen.

The influencers of your life

Der Amerikaner Jim Rohn hat folgenden Spruch geprägt:

> *Du bist der Durchschnitt der fünf Menschen, mit denen du die meiste Zeit verbringst!*

Für mich war dieser Satz ein Augenöffner. Denn wenn man mal genau analysiert, mit wem man am meisten spricht, am meisten unternimmt und seine Gedanken teilt, dann stellt man fest, dass da sehr viel dran ist. Auf Instagram ist es die berühmte Bubble, aber es gibt sie auch im echten Leben. Unsere Bubble ist einflussreicher, als wir vielleicht glauben. Oft zeigt man mit strengem Blick auf die Influencer*innen in den sozialen Medien und kritisiert ihren großen Einfluss auf das Leben, das Verhalten und das Denken der Konsument*innen. Aber Influencer*innen lauern nicht nur in den sozialen Medien, sondern vor allem in unserem «echten Leben», unserem Netzwerk aus Familie, Freunden und Freundesfreunden.

Erinnerst du dich, was ich im vorangegangenen Kapitel schrieb? «Ein Zuhause, das ist so viel mehr als nur ein Dach über dem Kopf. Hier kannst du dich wohl-, sicher, geliebt, frei von Bewertungen und Erwartungen fühlen. Hier kannst du DU SELBST sein.» Was für deine vier Wände gilt, das gilt auch für deine Beziehungen! Das gilt für Familie, Partner*innen, Freund*innen. Was sind das für Menschen, mit denen du dich umgibst? Mit welchen fünf Personen verbringst du die meiste Zeit in deinem Leben? Welche Eigenschaften, Glaubenssätze und Werte haben sie? Ob du es glaubst oder nicht – wir Menschen als soziale Wesen suchen uns immer eine Gruppe, die uns und unseren Werten ähnlich ist. Umgekehrt versuchen wir, uns anzugleichen, und übernehmen Verhaltensweisen, Normen und Wertvorstellungen. Mein Verhalten beeinflusst dein Verhalten und umgekehrt. Gruppen geben uns Anerkennung, Schutz und ein Gefühl der Sicherheit. Aber das macht es auch schwer, sich zu verändern, alte Muster über den Haufen zu werfen und zu wachsen. Neue Impulse und Denkweisen zu etablieren, ist schwierig, wenn man immer wieder durch das engste Umfeld beeinflusst wird, das vielleicht gar kein Interesse daran hat, zu wachsen oder Dinge zu ändern. Du willst abnehmen oder endlich aufhören zu rauchen? Weniger lästern oder endlich mal eine Fernreise wagen? Was oder besser wer lässt dich zögern? Übrigens sind es nicht nur die fünf engsten Vertrauten, die uns beeinflussen. Die Sozialforschung geht einen Schritt weiter und konnte zeigen, dass nicht nur unsere Freunde, sondern auch die Freunde von Freunden und wiederum deren Freunde uns und unser Verhalten beeinflussen. Wenn die Freundin einer Freundin zunimmt, kann das Auswirkungen auf dein eigenes Gewicht haben. Glaubst du nicht?

Das Duo Nicholas Christakis und James Fowler analysierten die Daten der Framingham Heart Study – eine der größten und am längsten bestehenden epidemiologischen Studien aller Zeiten. Eigentlich wurden hier über mehrere Generationen die Risikofaktoren für koronare Herzkrankheit untersucht. Aber die Forscher*innen fanden auch andere wertvolle Informationen über die Teilnehmer*innen. Durch die vielen Daten konnten sie die Effekte von Familienmitgliedern und Freunden auf bestimmte Erkrankungen oder gesundheitsrelevante Themen studieren. Eine ihrer Studien konnte zum Beispiel zeigen, dass, wenn einer deiner Freunde fettleibig wird, dein eigenes Risiko, in den nächsten zwei bis vier Jahren zuzunehmen, um 45 Prozent steigt. Was noch überraschender war: Selbst wenn eine Freundin deiner Freundin adipös wird, steigt dein Risiko zur Gewichtszunahme immer noch um 20 Prozent. Du musst diese Freundin nicht einmal selbst kennen. Am ehesten geschieht dies durch veränderte Normen und dadurch angepasstes Essverhalten. Das soziale Netz, das uns umgibt, hat also tatsächlich immensen Einfluss auf unser «Schicksal». Aber natürlich haben all diese Menschen nicht nur negativen Einfluss auf uns. Christakis und Fowler untersuchten auch, wie unser soziales Umfeld auf unser Glück wirkt. Und das Ergebnis überrascht nicht: Glückliche Freund*innen machen uns glücklicher. Wenn der Freundesfreund eines Freundes glücklich mit seinem Leben ist, steigen deine Chancen um 6 Prozent an, glücklich zu sein. Wenn man sich überlegt, dass eine Gehaltserhöhung in Höhe von 10 000 Dollar nur ca. 2 Prozent glücklicher macht, ist das eine große Zahl. Unsere Freund*innen bestimmen also in einem gewissen Maße auch unsere Zukunft, und wenn du gerade daran arbeitest, diese zu ändern und dein wahres Ich scheinen zu lassen, dann ist es spätestens jetzt an der Zeit, die Menschen, die dich umgeben, unter die Lupe zu nehmen. Es reicht nicht nur, die fünf Leute sorgfältig auszuwählen, mit denen du die meiste Zeit verbringst. Du solltest dein ganzes Netzwerk und dessen Einfluss auf dein Leben, dein Denken, dein Handeln und dein Glück analysieren. Nur wenn du im richtigen Umfeld bist, kannst du wirklich aufblühen, und das wünsche ich mir sehr für dich.

Für mich waren diese Studienergebnisse der Ansporn, auch in meinem privaten Netzwerk radikal auszumisten. Vielleicht bist du jetzt auch neugierig. Willst du wissen, wer dich am meisten beeinflusst? Dann nimm dir einen Zettel und schreibe alle Menschen auf, mit denen du viel Zeit verbringst. Fang mit den berühmten fünf an und dann ziehe die Kreise nach außen. Schreib zu jeder Person dazu, was dir spontan als Erstes einfällt. Das könnten Vorlieben sein, Werte, Charaktereigenschaften oder wie du dich in ihrer Nähe fühlst. Das könnte dann zum Beispiel so aussehen:

Tina: immer für mich da, Raucherin, supersportlich

Micha: trinkt viel Alkohol, engagiert sich ehrenamtlich, hat immer gute Laune, reist gerne

Sandy: geht jeden Tag ins Fitnessstudio, mag keine Kinder, verdient viel Geld, backt die besten Kuchen

Ina: kann gut mit Geld umgehen, megaordentlich, sexuell sehr aktiv und hat ständig andere Partner

Martin: ruft jeden Tag an und kümmert sich um alle, bester Friseur, ist etwas träge

Du kannst natürlich so viel dazu schreiben, wie du möchtest. Versuche auch aufzuschreiben, was dich am besten beschreiben würde im JETZT und wo du gerne hinkommen möchtest.

Willst du sportlicher werden? Willst du mehr daten? Selbstbewusster sein? Wer kann dir dabei helfen? Wer inspiriert dich? Wer zehrt nur von deiner Energie? Wo könntest du Menschen kennenlernen, die ähnliche Ambitionen haben wie du oder vielleicht all das schon erreicht haben? Musst du dir vielleicht auch klarmachen, dass der ein oder andere Mensch besser keinen Einfluss auf dein Leben hätte? Versuche, dir klarzumachen, dass neuer Input in deinem System sehr wichtige Impulse geben könnte.

Man denkt immer, man ist zu alt für neue Freunde oder neue Hobbys, aber vielleicht ist genau jetzt der richtige Zeitpunkt, das soziale Netz zu erweitern, auszumisten und ganz bewusst neue Impulse zu suchen. Manchmal erwartet dein Umfeld nämlich ein gewisses Verhalten von dir und hält dich in einer Version von dir fest, die du gar nicht mehr sein möchtest.

Ich habe in meinem Leben auch lange versucht, es allen in meinem Umfeld recht zu machen. Ich glaube, jede*r pflegt neben den wunderbaren, leuchtenden, herzlichen Beziehungen auch einige, die kräftezehrend und anstrengend sind, die sich vielleicht nicht gut anfühlen und an denen man dennoch festhält – sei es aus Gewohnheit, weil unausgesprochene Konflikte im Raum stehen oder aus Angst loszulassen. Auch in meinem Leben gab es Menschen, die, wann immer ich sie traf, meine Energie und Lebensfreude aufsaugten, um voll aufgetankt einfach wieder aus meinem Leben zu verschwinden – und das immer wieder, ohne jemals wertschätzende Worte zu äußern oder selbst bereit zu sein, Energie in die Beziehung zu geben. Naysayer und ewige Pessimist*innen, die mich bremsen und mir Angst machen, wo ich selbst eigentlich gar keine gehabt hätte. Ich sage es ganz frei heraus: Beende diese kräftezehrenden Beziehungen. Ich habe das auf die harte Tour lernen müssen, und das häufiger, als es mir lieb war. Gerade wenn man der hilfsbereite Typ ist oder nur schwer Nein sagen kann, tappt man häufig in solche Beziehungsfallen oder kann sich solchen Menschen nur schwer entziehen. Für lange Zeit dachte ich, ich würde toxische Persönlichkeiten und vor allem Männer magisch anziehen. Dabei war das ein Irrtum. Toxische Menschen hängen sich an jede*n, die*der es zulässt. Ich war nur nicht gut darin, sie rechtzeitig zu erkennen und aus meinem Leben zu verbannen. Hinweise darauf gab es im Rückblick allerdings immer genügend. Es war eine große Erleichterung, auch in diesem Bereich loszulassen. Diese Erleichterung war nachhaltig und führte für mich auf Dauer zu mehr Freude und Energie, die ich in meine anderen Beziehungen stecken konnte. Versteh mich nicht falsch, Freund*innen, Partner*innen und die eigene Familie auch in schwierigen Lebensphasen zu unterstützen, ist Ehrensache. Nicht jeder, der kompliziert ist oder Konflikte in unser Leben bringt, ist schließlich eine toxische Persönlichkeit. Aber es gibt Beziehungen, die dauerhaft in Schieflage geraten sind. Wenn du schon versucht hast, dieses Ungleichgewicht anzusprechen, deine Gefühle zu teilen und du damit trotzdem immer wieder auf Granit gebissen hast, dann ist es irgendwann an der Zeit, die Reißleine zu ziehen. Ich habe dir ein paar Merkmale zusammengestellt, die dir dabei helfen, früher die Reißleine zu ziehen. Und das ohne schlechtes Gewissen.

Rote Flaggen, auf die du achten kannst, um toxische Persönlichkeiten zu erkennen

~ Sie geben dir immer das Gefühl, du müsstest dich erklären oder verteidigen.

~ Du bist immer verwirrt davon, wie sie sich dir gegenüber verhalten.

~ Sie machen dir Schuldgefühle, wenn du klar deine Grenzen benennst oder aufzeigst.

~ Du wirst oft überredet, etwas zu tun, das du nicht möchtest.

~ Du fühlst dich immer so, als müsstest du dich für irgendetwas entschuldigen.

~ Wenn du tolle Neuigkeiten hast, traust du dich nicht, sie mit ihnen zu teilen.

~ Du fühlst dich nie wirklich wohl in ihrer Gegenwart.

~ Sie hören dir nicht zu und interessieren sich nicht für deine Sorgen.

~ Sie halten nie ihre Versprechen oder Abmachungen.

~ Du musst ihnen immer Aufmerksamkeit schenken, sonst sind sie beleidigt oder beleidigend.

~ Aus irgendeinem Grund gibt es um und mit diesen Menschen immer ein Drama.

~ Sie suchen die Schuld immer in anderen und sehen sich stets als Opfer.

Es gibt gewisse Charaktereigenschaften oder auch psychische Erkrankungen, die toxisches Verhalten fördern, allerdings ist das kein Grund, warum du Menschen, die dich systematisch verletzen oder dir Energie rauben, keine Grenzen setzen solltest. Wenn dich die Beziehung sehr belastet und du selbst keine Kraft hast, dem etwas entgegenzusetzen, dann ziehe dich zurück. Gerade wenn ein Familienmitglied sich auf diese Weise verhält, ist es manchmal schwer bis unmöglich, ihm*ihr aus dem Weg zu gehen oder sich dauerhaft abzugrenzen. Ich spreche leider aus persönlicher Erfahrung und wusste selbst viele Jahre nicht, wie ich damit umgehen sollte. Es schmerzt, wenn man sich eingestehen muss, dass man nie eine Bilderbuch-Beziehung zu einem bestimmten Familienmitglied haben wird. Aber jahrelang immer und immer wieder den Fehler bei sich zu suchen und dann jedes Mal aufs Neue enttäuscht zu werden, ist etwas, das du und ich uns nicht antun müssen. Es ist okay, so eine Beziehung aufzugeben und sich nicht länger ein schlechtes Gewissen machen zu lassen. Natürlich ist das leichter gesagt als getan. Deswegen habe ich dir ein paar Denkanstöße zusammengetragen, die mir immer sehr helfen.

Grundregeln für ein besseres Miteinander

1. Es ist wichtig, dass du dich selbst schützt und klare Grenzen setzt. Manchmal kann das Schuldgefühle hervorrufen. Halte dir vor Augen, dass es normal wäre, deine Grenzen zu respektieren. Lass dich nicht manipulieren! Gerade in toxischen Beziehungen gibt dir das Gegenüber IMMER das Gefühl, nicht genug zu tun. Lass dich davon nicht beeinflussen.

2. Sprich mit der Person über deine Gefühle und warum sie diese in dir auslösen. Gerade Narzissten ist die Gefühlswelt ihrer Mitmenschen oft nicht bewusst, und auch über andere Persönlichkeitsstörungen sind sich die betroffenen Personen oft nicht klar.

3. Hör auf, dich um alles kümmern zu wollen! Not my circus, not my monkeys, ist eine valide innere Antwort auf das Drama um toxische Personen. Du musst nicht die Probleme anderer Menschen lösen.

4. Distanz schafft Nähe. Manchmal ist es besser, wenn man sich nicht so oft sieht oder spricht. Gerade wenn die eigenen Eltern einen toxischen Einfluss auf dich haben, kann es helfen, die Zeit mit ihnen klar zu limitieren. Es ist völlig in Ordnung, keine perfekte Beziehung zu den eigenen Eltern/Großeltern/Geschwistern zu haben und sich und die eigene Lebensenergie zu schützen. Es tut weh, von der eigenen Familie Abstand zu nehmen, aber vergiss nicht, dass du allein definierst, wer deine Familie ist! Du hast die Kontrolle über die emotionale Ordnung in deinem Leben. Du hast es verdient, von Güte und Geborgenheit umgeben zu sein!

5. Wenn gar nichts mehr geht, dann LET THAT SHIT GO! Man kann nicht nur mit dem*der Partner*in Schluss machen. Gerade bei toxischen Menschen ist es wahrscheinlich, dass sie dir an einer gescheiterten Freundschaft die Schuld geben werden oder versuchen, mit Gaslighting deine Wahrnehmung der Situation zu ändern. Lass dich darauf nicht ein. Du weißt, was dir guttut!

Es ist nicht leicht, Ordnung in das eigene Leben zu bringen. Sich ehrlich mit den eigenen Beziehungen auseinanderzusetzen, kann schmerzhaft sein, aber du wirst dir selbst immer sicherer werden und ein besseres Gespür dafür erlangen, wer dir guttut und mit wem du deine Energie teilen willst. Entscheide dich bewusst für die strahlenden, besonderen Menschen in deinem Leben, die vielleicht nicht durch Blut mit dir verbunden sind, aber dafür durch Licht und Liebe. Denn denk dran, sie haben einen großen Einfluss auf dein persönliches Glück, und du solltest dich nicht davon runterziehen lassen. Umgekehrt ist es natürlich auch wichtig, für andere ein*e gute*r Freund*in zu sein. Das ist im Alltag aus Arbeit, Familie und anderen Verpflichtungen auch gar nicht so einfach.

Viel zu oft lassen wir in negativen Lebensphasen Freundschaften schleifen, wir machen weniger Soziales, wenn wir gestresst sind, und gehen in die Isolation. RAUS DA!

Das Leben ist bunt und wild und wartet nur darauf, dass wir gemeinsam mit anderen Abenteuer erleben – und ganz automatisch erweitern wir auch unser soziales Netz und können so positive Veränderungen anstoßen und vielleicht sogar unerwartete Hilfe oder Lösungen bekommen. Denk auch daran, dich bewusst gewissen Einflüssen und «Influencern deines Lebens» zu entziehen. Online und offline gleichermaßen – entfolge den Accounts, die dir nicht guttun, und konzentriere dich auch online mehr auf die Menschen, die dir guttun und die die Ziele, die du im Auge hast, teilen oder leben.

Damit diese schönen Gedanken keine Theorie bleiben, versuche, jeden Monat folgende feste Termine zu vereinbaren:

1. Geh einmal im Monat irgendwo hin, wo du noch nie warst. Das kann ein neues Restaurant sein, ein Fitnesskurs, ein neuer Spielplatz mit den Kindern, oder einfach zu Fuß durch deine Stadt zu laufen, wo du sonst nie hinkommst.

2. Gönne dir einmal im Monat 24 h Social-Media-freie Zeit. Dehne es auch gerne auf ganze Wochenenden aus, um im Jetzt mit deinen Liebsten im Real Life zu bleiben.

3. Versuche einmal im Monat, ein Lunch oder Dinner Date mit einem der engsten fünf Vertrauten zu haben.

4. Sei auch du dir ein*e gute*r Freund*in und plane eine Date Night mit dir selbst ein. Self-Care, Selbstbefriedigung, Serienmarathon, alles ist erlaubt.

5. Um dein soziales Netz zu erweitern und positiven Einfluss auf andere auszuüben, versuch doch einmal im Monat, etwas für die Allgemeinheit zu tun. Soziales Engagement, Ehrenamt, Charity – irgendwas, das anderen dient, und du wirst sehen, es gibt auch dir selbst ganz viel auf sozialer Ebene. Helfen beflügelt, und vielleicht lernst du Menschen kennen, die du sonst nie getroffen hättest und die dein Leben bereichern werden mit neuen Ideen, neuen Perspektiven und Güte.

6. Auch die Natur kann uns ein Gefühl der Verbundenheit geben und zeigt uns, wo wir stehen in diesem Leben – nichts beeinflusst uns so sehr wie die Umwelt. Auch wenn uns das oft nicht bewusst ist. Ich bin nicht der Outdoor-Typ, aber ich versuche mindestens einmal im Monat, ganz bewusst

raus in die Natur zu gehen, die Jahreszeiten wahrzunehmen, frische Luft und ganz viel Bewegung. Nimm dir auch gerne eine Freundin oder Familienmitglieder mit.

7. Man muss auch mal Dampf ablassen, also gönn dir eine wilde Nacht mit Freund*innen inklusive Kontrollverlust. Auch hier kann man bestehende Freundschaften pflegen und lernt vielleicht die ein oder andere neue Seele kennen, die das eigene Leben bereichert. Das muss nichts mit Aufreißen zu tun haben, man kann beim Ausgehen auch neue Freunde finden. Musik verbindet, und Cocktails enthalten Saft, sind also quasi Obst, und Obst ist gesund.

8. Be alone! Sei auch einfach mal einen Tag alleine. Keine Partner*innen, keine Kinder, keine Freund*innen. Einfach nur du. Auch das Alleinsein ist eine Kunst und kann uns ganz viel neue Energie und Kraft geben. Außerdem ist es danach noch viel schöner, wieder Kontakt zu anderen zu haben. Gerade allen Müttern rate ich das: ein Tag, an dem ihr für absolut nichts verantwortlich seid. Und ich meine gar nichts, nur euch selbst. Das ist das Mindeste, und da braucht ihr gar kein schlechtes Gewissen zu haben. Das musste auch ich erst lernen, und mittlerweile genieße ich es in vollen Zügen, an diesen Tagen nur das zu machen, wonach mir der Sinn steht.

9. Ladies who brunch: Wir Frauen sollten uns viel mehr verbinden. Wer macht das nicht gerne bei einer Mimosa und einem ofenwarmen Croissant. Also suche dir eine tolle Frühstücks-Location und lade ein paar Damen dazu ein, einmal im Monat gemeinsam zu frühstücken und sich auszutauschen. Du kannst inspirierende örtliche Gründerinnen einladen oder Frauen, die etwas Besonderes geschafft haben. Female Empowerment lebt von Support und Taten – es reicht nicht, wenn wir alle den Hashtag in den sozialen Medien benutzen. Jede Einzelne von uns hat die Macht, ihn mit Leben zu füllen. Wir können uns gegenseitig Mut zusprechen, Erfahrungen teilen, über Rückschläge philosophieren und gemeinsam wachsen. Du kannst natürlich auch ein Bowling-Event draus machen oder töpfern. Ganz egal. Finde deine Gang, und denk an das Freundesfreundeprinzip.

10. Und falls du schon ein Kind hast, dann kann ich dir nur empfehlen, mit jedem Kind einmal im Monat auch ein besonderes Date zu haben. Je nach Alter kann das einfach ein bewusster Gang zur lokalen Eisdiele sein oder ein Mutter-Kind-Dinner mit tiefen, ehrlichen Gesprächen. Es ist so wichtig, neben den ganzen To-dos nicht zu vergessen, dass sie eigene Persönlichkeiten sind mit eigenen Visionen, Ängsten und Hoffnungen. Lass uns ihnen einfach mal zuhören, ohne sie zu bewerten, und sie als eigenständige Menschen annehmen. Denn wir als Eltern üben auch auf sie einen großen Einfluss aus, dessen wir uns immer wieder bewusst werden müssen. Hier haben wir die Chance, auch mal einen Fehler einzugestehen und gemeinsam zu wachsen. Und hier wirst du wertvolle Erinnerungen mit deinem Kind schaffen, von denen ihr ein Leben lang zehren könnt.

Ain’t no other hood like motherhood

Mutter-Sein ist manchmal ganz schön schwierig. Nicht weil dein Kind so viele Ansprüche haben wird, sondern weil alle Menschen glauben, den Job besser zu machen als du. *Welcome to Motherhood*, dem Viertel, wo selbst Gangsterrapper die Türen im Auto von innen verriegeln. Aber keine Sorge, damit du die schier unerträglichen Belehrungen nicht mehr ungerüstet über dich ergehen lassen musst oder dabei zumindest süffisant lächeln kannst, habe ich dir in diesem Kapitel alles zusammengefasst, was aus meiner Sicht WIRKLICH nützlich ist, um sich zu erwehren. Selbstverteidigung für Mütter sozusagen. Papas dürfen das Kapitel natürlich auch lesen. Und alle Menschen ohne Kinder(wunsch) sowieso. *Believe me!* Es wird allen guttun. Es gilt, sich frei zu machen von unrealistischen Erwartungen und ein selbstbewusstes Familienmodell zu leben, das so individuell ist wie wir Menschen selbst.

Die gute Nachricht ist: Du kannst jede Art von Mutter sein, die du sein möchtest. Die Beziehung zu meiner Mutter war immer eng und freundschaftlich. Stets war es mein Traum, eine ebensolche Verbindung mit meinem Kind zu etablieren. Erst vor Kurzem verkündete meine Tochter während eines Spaziergangs: «Das ist die Elena, sie ist mein Kumpel», und lehnte sich dabei lässig an mich. Zieht euch warm an, Gilmore Girls, ihr habt Konkurrenz!

Aber ganz auf Anfang. Als wir unseren positiven Schwangerschaftstest in Händen hielten, überkam uns trotz gewünschtestem Wunschkind erst mal die Panik. Würden wir das überhaupt alles hinbekommen? Würde ICH eine gute Mutter sein? Meine Zimmerpflanzen sterben noch auf dem Weg vom Baumarktparkplatz zum Auto, und ich bin mir nicht sicher, ob es damals Zufall war, dass mein Hase Blacky so früh von uns ging. So viele Selbstzweifel waren sogar für mich neu, und es dauerte ein paar Tage, bis wir uns wieder beruhigt hatten.

Falls ihr gerade also in einer ähnlichen Gedankenblase seid: Wirklich alle, mit denen ich offen über das Thema gesprochen habe, sagen in verschiedenen Abstufungen das Gleiche: Das geht vorbei. Was allerdings nicht vorbeigeht, sondern mit der Schwangerschaft gerade erst anfängt, ist die Tatsache, dass sich ab sofort andere Menschen in dein Leben einmischen oder es zumindest versuchen werden. «Was, du trinkst Kaffee?», «Dein Bauch ist aber viel zu klein, du solltest mehr essen», «Also ICH will mich ja nicht einmischen, ABER den Kauf von DIESEM Babyartikel werdet ihr bereuen». Und das sind nur die harmlosen Beispiele. Am schlimmsten fand ich das ungefragte Bauchgefummel. Ich weiß nicht, wie es dir geht, aber ich mag es nicht gerne, wenn man mich aus dem Nichts berührt. Schon gar nicht an meinem Bauch. Ohne mich zu fragen!!! Als menschliche Piñata gefiel mir das noch viel weniger. Und viel zu oft habe ich debil gelächelt und das Unheil über mich ergehen lassen.

Da wird man Ranzen voran durch eine Gruppe Menschen gereicht, und alle dürfen mal fummeln …

Liebe Frauen: Das müsst ihr nicht zulassen. Wenn die eigene Mama fragt, ob sie kuscheln kann, oder die Schwester oder beste Freundin oder es euch einfach so auch bei Fremden glücklich macht: *Go for it.* Aber wenn ihr wie ich seid, dann wehrt euch. Es ist übergriffig, und wer es verbal nicht versteht, dem*der wird halt auch der Bauch gekrault. Leider habe ich den Mut dazu erst im letzten Trimester entwickelt, aber mein Gegenüber merkte dadurch recht schnell, wie unangenehm so ein Bauchgetatsche sein kann. Frauen oder Männer ungefragt zu berühren, ist eine nicht hinnehmbare Untat und darf jederzeit als solche enttarnt werden. Den meisten Frauen ist es extrem unangenehm, so etwas anzusprechen, sodass sie weiterhin ungefragt und gegen ihren Willen angefasst werden. Das verstehe ich auch. Aber glaubt mir, es ist unfassbar befreiend, wenn man klar und deutlich sagt:

«Entschuldigen Sie, aber fassen Sie immer, ohne zu fragen, anderen Menschen an den Bauch?»

«Suchen Sie etwas Bestimmtes? Ich habe ihr Handy nicht verschluckt?»

«Das macht 7,50 €, oder haben Sie eine Streifenkarte?»

Wenn wir es alle oft genug äußern, ist irgendwann der glorreiche Tag gekommen, an dem alle Menschen einander fragen, bevor sie andere anfassen. Schwanger oder nicht. Das wäre doch was! Und wenn es dir sehr schwerfällt, etwas zu sagen, dann kannst du auch deine*n Partner*in bitten, für dich einzustehen. Das ist auch keine Schande. Jeder Mensch ist anders, und vielleicht fällt es ihm*ihr leichter, einzugreifen oder etwas zu sagen.

Es gibt einiges, das ich aus meiner Schwangerschaft mit meiner Tochter und den Monaten danach gelernt habe, und das möchte ich dir natürlich nicht vorenthalten. Vielleicht hilft es ja der ein oder anderen (werdenden) Mama.

Lektion 1
TOUCH IT AND I WILL CUT YOU! (Natürlich rein bildlich gesprochen!)

Lektion 2
In meiner Evolution als Mama ist das zugleich auch meine Lektion 2, denn sobald dein Baby auf der Welt ist, wird nahezu JEDE*R das kaum zu unterdrückende Verlangen verspüren, dein Kind im Gesicht anzufassen. JEDE*R! HALLOOOOOO? Das ist doch keine Puppe, sondern ein echtes Menschenwesen, dazu noch völlig wehrlos und unfähig davonzurennen. Anfangs trauten wir uns nicht, andere zu bitten, unsere Tochter nicht anzufassen, aber nachdem sie mit nur vier Wochen eine heftige Infektion im Gesicht hatte, die auf FÄKALBAKTERIEN zurückging, war der Knoten in meiner Zunge endgültig geplatzt. Anfangs habe ich noch ganz höflich gebeten, bitte erst die Hände zu waschen oder zu desinfizieren, später habe ich einfach nur gesagt: Finger weg! Stell dir mal vor, du stehst im Supermarkt an der Kasse, und jemand kommt auf dich zu, neigt den Kopf ein wenig zur Seite, streckt die Hand aus und tätschelt dir über die Wange: «Aaaaaaaaaw, ist dieeeee süüüüüüüüüß!» Das wäre

doch ebenso unangebracht! Und eklig, also wirklich eklig. Genauso sehe ich es persönlich auch bei Babys und kleinen Kindern. Es ist eine Grenzüberschreitung. Wie sollen wir Kinder so erziehen, dass sie anderen ihre Grenzen deutlich aufzeigen, wenn wir als Eltern ihnen das nicht konsequent und von Anfang an vorleben? Wenn es um Bezugspersonen und Vertraute geht, vertrau auf dein Bauchgefühl, aber bei Wildfremden: Hab bitte keine Hemmungen und schreite ein. Du bist der Welt kein Kuschelbaby schuldig! Und ganz besonders keine Erklärung. Verinnerliche das! DU BIST ANDEREN KEINE ERKLÄRUNG SCHULDIG! Das gilt auch für alle anderen Belange.

Lektion 3

Du darfst dir und deinem Baby Zeit lassen, euch kennenzulernen und aneinander zu gewöhnen. Du musst jetzt nicht verfügbar sein und dein Baby auch nicht. Wenn du früh deine Familie und Freund dabei haben möchtest, dann ist das wunderbar, lade alle ein, aber wenn du das nicht möchtest, dann sag auch das klipp und klar. Meine Familie hat geduldig gewartet, bis wir so weit waren. Uns hat das so gutgetan, in den ersten Wochen nur für uns zu sein. Das Leben steht doch eh schon kopf. Alles dreht sich plötzlich um dieses neue Wesen, du erholst dich von dem Kraftakt der Geburt, ihr alle gewöhnt euch gerade erst aneinander, und die Hormone spielen verrückt.

Lektion 4

Wenn du im Wochenbett für Besuch offen bist, bitte die Besuchenden, etwas mitzubringen oder etwas für euch zu erledigen, wenn sie vorbeikommen. Das kann anfangen bei der Versorgung mit Snacks oder einer Lasagne, die du einfach nur noch in den Ofen schieben musst, und bis zur Übernahme eines Einkaufs, zum Putzen der Küche oder Wäschemachen reichen. Alles, was dich jetzt entlastet, ist gut und hilfreich. Radikale Selbstfürsorge!

Lektion 5

Ganz im Ernst, ich dachte, ich wäre gut auf die Elternschaft vorbereitet. Wenn man aber permanent verrückte (und vor allem ungefragte) Stilltipps bekommt, dann ist man eigentlich immer kurz vorm Durchdrehen. Ich kann nicht zählen, wie oft ich mir auf die Zunge gebissen habe, weil ich dachte: «WHAT? Was ist der Ratschlag? NEIN! Einfach nein!» Mein Glück war, dass ich es besser wusste. Was ist aber mit all den Mamas da draußen, die kein Fachwissen besitzen und permanent in ihren intuitiven Entscheidungen verunsichert werden? Lass dir eines gesagt sein: Die Einzigen, die Stilltipps geben sollten, sind Hebammen oder ausgebildete Stillberater*innen. Es kursieren so viele schwachsinnige Tipps und Ratschläge – man kann sie gar nicht zählen. Und was dadurch auch unzählbar ist, sind die Frauen, die sich selbst Vorwürfe machen, weil sie beim Stillen «versagt» haben. Ja, Stillen ist ein natürlicher Vorgang, das muss aber noch lange nicht heißen, dass es jede Frau easy peasy von Anfang an und ohne Hilfe kann. Auch das muss man lernen. Jeder Körper ist anders, jedes Baby ist anders, und auch die Gefühle, die mit dem Stillen verbunden sind, sind ganz individuell! Für mich war es ein unschätzbares Privileg. Wir hatten keine Probleme, und meine Tochter hat es geliebt. Wir haben viele, viele Stunden damit verbracht. Allerdings habe ich es nicht geschafft, zum für mich richtigen Zeitpunkt abzustillen. Ich habe den Druck verspürt, performen zu müssen, und die Bedürfnisse meiner Tochter über die meinen gestellt. Am Ende war ich sehr oft genervt, es hat sich nicht mehr richtig angefühlt, und ich wollte es nicht mehr. Das konnte ich mir aber erst mit zwei Jahren Abstand eingestehen, und um ehrlich zu sein, war ich mehr als froh, als sie sich nach zwanzig Monaten endlich selbst abstillte. Ich weiß nicht, wie lange ich mich sonst weiter selbst gequält hätte. Und diesen Satz zu lesen, schmerzt mich, und es fühlt sich meiner Tochter gegenüber unfair an. Aber ein bedürfnisorientiertes Leben heißt nicht, dass nur noch die Bedürfnisse des Kindes zählen – es zählen weiterhin auch die der Geschwister und der Eltern. Wenn du also nicht stillen kannst oder willst oder merkst, dass es dich belastet, dann ist das okay. Du bist deswegen keine schlechte Mutter! Du bist keine schlechte Mutter, okay?! Noch mal lesen und dann bitte verinnerlichen.

Lektion 6

Lektion Nummer sechs ist eigentlich ein Sammelsurium. Nämlich: Ab sofort werden sehr viele eurer Entscheidungen irgendjemanden dazu animieren, Kommentare abzugeben. Familienbett, Beikost, Autositzauswahl, Mediennutzung, Fremdbetreuung ... You name it. Das sind alles «heiße» Topics. Wenn man (noch) keine Kinder hat, kann man sich das im Leben nicht vorstellen. Aber es sind schon Freundschaften am Thema Fremdbetreuung zerbrochen, und allein das Für und Wider zum Thema Reisen mit Kleinkind könnte Bücher füllen. Und warum? Weil jede*r plötzlich zum Expert*in wird. Lass es nicht zu, dass andere sich dazu bemüßigt fühlen, dein Leben zu kommentieren. Glaub mir, ich weiß dank Instagram genau, wovon ich spreche. Alles, was ich jemals öffentlich geteilt habe, wurde auch von Menschen kritisiert. Und genau das ist die Lektion, die ich daraus gelernt habe: Es wird immer Menschen geben, die deinen Weg nicht verstehen. Die deine Werte oder Ideale im Umgang mit deinen Kindern kritisieren werden. Am Ende sind diese Kommentare alle null und nichtig. Es ist deine Familie, dein Alltag, deine Entscheidung. Du darfst all das so gestalten, wie es für deine Familie funktioniert.

Als ich noch nicht Mutter war, habe ich das Prinzip des Familienbetts mehr als kritisch betrachtet, jetzt als Mama kann ich es mir nicht anders vorstellen. Einstellungen und Haltungen gibt es viele, und die können sich auch noch täglich ändern. Sei mutig und steh zu dir und deinen Entscheidungen, selbst wenn du sie morgen schon wieder revidierst, weil sich der Wind gedreht hat, die Sonne scheint, whatever! Also sag es dir immer wieder: I know I can.

Lektion 7

Wenn's mal nicht mehr vor und zurück geht, dann scheu dich nicht, um Hilfe zu fragen. Das ist keine Schande! Auch ich frage oft meine Eltern, Schwiegereltern oder Freunde um Hilfe oder Rat. Hilfe annehmen zu können und die eigenen Grenzen zu erkennen, ist ein Zeichen wahrer Stärke und Größe.

Also egal wie du dir dein Mutter-Sein oder Eltern-Sein gestalten möchtest oder vielleicht auch gezwungen bist zu gestalten: Es geht niemanden etwas an außer dich. Auch eine Scheidung kann noch mal einiges verändern, und du musst dich wieder neu in plötzlich andere Rollen einfinden. Das

Familienmodell, das du immer geplant hattest, wurde vielleicht über den Haufen geworfen, und wieder heißt es für alle, sich neu zurechtzufinden in neuen Rollen, neuen Umständen und neuen sozialen Netzwerken. Das ist okay. Denn das Leben ist kompliziert, und es hilft nichts, in Schockstarre zu verfallen. Ich schaffe das, du schaffst das, wir schaffen das.

Bildet Banden!

Das Leben ist nicht einfach, es ist meistens sogar ziemlich unfair, hart und boxt uns immer dann um, wenn wir es am wenigsten erwarten. Umso wichtiger ist es, sich Verbündete zu suchen. Eine erweiterte Familie, ein Netz, ein Dorf, ein Rudel – nenn es, wie du willst. Ich war schon im Kindergarten Bandenführerin und wünsche mir von Herzen, dass du genau JETZT deine eigene Bande gründest. Vielleicht hattest du schon eine und warst dir der Bedeutung dieser Bande noch gar nicht bewusst. Nutzt eure gemeinsame Stärke, gebt euch Rückhalt, pusht euch, weint zusammen und feiert eure Erfolge gemeinsam. Wir sind so unendlich schöpferische Wesen mit unvorstellbarem Potenzial. Lasst uns losstürmen und übermütig unsere Ziele verfolgen. Was soll schon passieren?

Die Frauen in meinem Leben waren immer strahlende Vorbilder in Sachen Selbstbestimmung, Schaffenskraft und Positivität. Meine Oma redete nicht gerne über den Holocaust, eigentlich redete sie nie darüber, aber was sie erlebt hatte, sprach zwischen den Zeilen aus ihr. Was sie in ihrem Leben mitgemacht hat, ist mit Worten nicht zu beschreiben, dennoch hat es sie nicht verbittert, und niemals blickte sie zynisch auf das Leben. Was ich von klein auf von ihr lernte: Nichts auf der Welt kann so bösartig und vernichtend sein, dass es dich aufhalten kann. Sie hatte so viele schreckliche Dinge erlebt und nach dem Krieg dennoch mutig in Wiesbaden mit meinem Opa erst eine Milchbar und dann ein Bekleidungsgeschäft eröffnet. Sie lebte ihren Traum nach den unsagbaren Verbrechen des Krieges, blieb hoffnungsvoll mit ihrem Mann in Deutschland, als die ganze Familie nach Israel auswanderte. Wurde unerwartet und viel zu früh Witwe und zog ihre drei Kinder, eines davon mit Down-Syndrom, als Selbstständige mit ihrem Modegeschäft alleine groß. Sie hatte nie schlechte Laune. Ich kann ihr buntes und trotz aller Schicksalsschläge lebensfrohes, wildes Leben kaum in ein paar Zeilen zusammenfassen, aber die Essenz ihrer Seele war für mich immer die einer friedvollen Kriegerin. Diese bemerkenswerte Frau war einfach immer frohen Mutes und dennoch jederzeit bereit, alles zu tun, um ihre Familie zu schützen. «Elena, es gibt nur ein paar wichtige Lektionen im Leben: Arbeite hart, genieße dein Leben und heirate nicht zu früh. Man braucht genug Zeit, um für sich alleine ein bisschen Unfug zu treiben.» Als ich klein war, lehrte sie mich das Stricken, Häkeln, Nähen, aber auch, wie man mit einer riesigen Knochenzange eine Karkasse zerteilt. «Wenn du alles selbst kannst, dann brauchst du keinen Mann. Du kannst einen in dein Leben lassen, wenn du möchtest. Oder du lässt es. Aber das Wichtigste ist: Du BRAUCHST ihn nicht.» Sie lehrte mich, wie man Trinkgeld gibt und warum, streichelte mir den Kopf, wenn ich Herzschmerz hatte, und flüsterte mir skandalöse Geschichten über einen GI ins Ohr, der sie nach dem Krieg mit Strumpfhosen und echter Schokolade umworben hatte. Erzählte mir, wie sie in Wiesbaden als Angestellte in einem Pelzkaufhaus von einer imposant auftretenden Kundin bestohlen wurde und dass man nie nach dem Äußeren gehen durfte. Sie hat mir so viel beigebracht, und es gab nichts, für das sie keine Lösung fand. Sie lehrte mich, aufs Leben und meine Intuition zu vertrauen und meinen Verstand zu nutzen, um mich durchzusetzen. Ohne sie wäre ich niemals dort, wo ich heute bin. Ohne sie hätte es niemals meinen Fashion-Shop gegeben, und wer weiß, wo ich dann jetzt wäre. Was ich außerdem von ihr gelernt habe: Wenn man nicht alles so macht wie üblich, dann wird geredet und bewertet werden. Das war vor fünfzig Jahren bei meiner Großmutter so, und das ist heute nicht anders. Aber es ist keine Schwäche, Dinge anders zu machen als der Rest! Es ist ein wertvoller Beitrag zur Vielfalt. Und davon brauchen wir noch viel mehr. Ich habe nach wie vor die Hoffnung, dass wir irgendwann an den Punkt kommen, an dem alle Menschen als freie und selbstbestimmte Wesen 100 Prozent ihrer Selbst ausleben können, all ihre Wahrheiten zeigen dürfen und sie so akzeptiert und geliebt werden, wie sie sind und wofür sie sich entscheiden.

Als meine Oma starb, sagte sie zu mir: Ich liebe dich, mach's besser, Moidl. So etwas vergisst man nicht. Nie mehr. Die Erinnerung an sie ist für mich wie ein Kompass, der mir anzeigt, worum es im Leben geht: nicht um die perfekte Karriere oder die perfekte Familie. Sondern darum, ein mutiger, gütiger, liebender Mensch zu sein. Bis zuletzt kam kein schlechtes Wort von ihr, sie wollte nur ein letztes Mal ihren Lippenstift und dass ihre Haare noch einmal toupiert würden. Dying like a true boss! Es sind nicht die photogeshopten Supermodels, die unsere Vorbilder sein sollten. Es sind die in der Weltgeschichte scheinbar unbedeutenden Menschen, die aber in unserem Leben einen bedeutsamen Unterschied machen.

Auch meine andere Oma hat ihr ganzes Leben lang hart gearbeitet. Oft übte sie mehrere Tätigkeiten gleichzeitig aus, und auch sie war die meiste Zeit mit meiner Mutter alleine. Ihr Mann war Fernfahrer, und so vermittelte auch sie stets einen «Ich schaff das schon alleine»-Spirit. Sie konnte kochen wie keine andere und servierte so überirdische Snacks wie «Zuckerbrot» – ein frisch aufgeschnittenes Brot mit fingerdick Butter darauf, das sie mit Zucker bestreute, nur um den Zucker dann mit einem Löffel in die Butter zu drücken, um noch mehr Zucker draufstreuen zu können. Ein echter Kindersnack der Neunzigerjahre eben. Sie pfiff und sang den ganzen Tag, war begeisterte Statistin im Theater und gab ihr Erspartes hauptsächlich für Reisen aus: «Wer weiß, was in zwanzig Jahren ist. Vielleicht lebe ich da gar nicht mehr, dann habe ich wenigstens die Welt gesehen.» Sie war immer so fröhlich und lustig und die stolzeste Uroma, die man sich vorstellen kann. Manchmal legte sie Zarah Leander auf, und dann schmetterte sie bei voller Lautstärke und allem, was ihre Stimme hergab, «Ich weiß, es wird einmal ein Wunder gescheh'n»:

Wir haben beide denselben Stern,
Und dein Schicksal ist auch meins,
Du bist mir fern und doch nicht fern,
Denn unsere Seelen sind eins,
Und darum wird einmal ein Wunder gescheh'n,
Und ich weiß, dass wir uns wiederseh'n.

Als sie krank wurde, sagte sie immer wieder, wie glücklich sie war, all die fernen Länder mit ihrem Mann besucht zu haben, und wie sehr sie diese Erinnerungen an schlechten

Tagen trösteten. Dann schließe sie die Augen und stehe wieder am Meer. Was würde ihr das Geld jetzt nützen? Sie war krank und alleine. Aber all die wunderbaren Jahre und sonnigen Abenteuer mit ihrem Mann hatten ihr Leben rückblickend erst so aufregend und besonders gemacht, sodass sie im Alter davon zehren konnte.

Als sie starb, dekorierten wir ihre Urne mit den Urlaubsandenken, die sie von ihren Reisen mit nach Hause gebracht hatte. Sand aus fernen Ländern, Muscheln und ein Sonnenuntergang aus Blüten. Auch sie hat es nie bereut, ihr Leben anders geführt zu haben, als es die Gesellschaft zu ihren Lebzeiten für sie vorgesehen hatte. Vernunft ist gut, aber macht eben nur selten glücklich. Sie war niemals reich oder hatte eine spektakuläre Karriere, aber sie hat so viel Liebe in das Leben ihrer Mitmenschen gebracht und sich mit ihrem Mann zusammen unbezahlbare Erinnerungen geschaffen, sodass wohl manch einer seine Millionen eintauschen würde, um auf ein solches Leben zurückblicken zu können. Auf ihrer Beerdigung spielten wir Gabriellas Song: «*Jag vill känna att jag leva*» – «Ich will spüren, dass ich lebe» –, eine Ode an das Leben und an die Freiheit. Was für ein wundervolles Vermächtnis! Wenn wir genauer hinsehen, bemerken wir, wie viele Geschichten und Erfahrungen hinter einem Menschenleben stehen. Ich bin nichts ohne all diese Frauen, und ich möchte das niemals vergessen, mir immer bewusst sein, warum ich so viel Stärke und Mut in mir trage. Umgib dich mit solchen Menschen, suche nach den mutigen Entscheidungen in deiner Familie, nach den Weisheiten und Lehren, die zu etwas Gutem geführt haben.

Ich bin mir sicher, auch du hast solche strahlenden Vorbilder in deinem Leben, derer du gar nicht bewusst bist. Falls du noch Eltern, Großeltern oder sogar Urgroßeltern hast, frag sie doch mal, was sie bereut haben im Leben und was sie gerne gemacht hätten, aber sich nicht getraut haben. Lass dir Geschichten von früher erzählen und begib dich auf eine Reise in die Vergangenheit derer, die dich formten. Es muss auch nicht zwingend ein Familienmitglied sein. Besondere Menschen verstecken sich überall, man muss ihnen nur zuhören.

Wir haben die Kontrolle über wenige Dinge im Leben, aber mit wem wir unsere Zeit verbringen, wem wir Gehör schenken, steht uns allen frei. Mit wem wir uns umgeben, formt und beeinflusst uns, ob wir wollen oder nicht. Diese Frauen haben meine Kindheit geprägt und wurden Teil meiner inneren Stimme – sind unsterblich durch eine tiefe Liebe und Dankbarkeit mit mir verbunden.

Aber nicht nur die Vergangenheit hat Einfluss, auch im JETZT können wir dafür sorgen, dass uns ein Netz aus starken, positiven Menschen umgibt. Mir ist durchaus bewusst, dass nicht jeder das Glück hat, umgeben von solchen Persönlichkeiten aufzuwachsen. Meine Mutter zum Beispiel ist der positivste Mensch, den ich kenne. Sie ist so unendlich empathisch und verurteilt keine Seele – sie versucht immer, das Gute zu sehen, und gibt niemals auf. Sie war immer für mich da. Immer. Sie ist mir immer auf Augenhöhe begegnet, hat nie Höchstleistungen von mir erwartet oder die Augen verdreht, wenn ich verrückte Ideen hatte. Sie ist die beste Freundin und Mama, die man sich nur wünschen kann.

Sie hat meine Liebe für die Kunst von klein auf gefördert, war mit mir in einigen der berühmtesten Museen der Welt, hat mir schon als Kind unzählige Bücher vorgelesen und dafür gesorgt, dass ich immer genug Input hatte. Auch wenn sie nie auch nur ein Wort von dem verstand, das ich rechnete oder lernte, sie gab mir immer das Gefühl, dass ich nur fragen brauchte, und sie würde helfen. Trotz einer langen und quälenden Reise von Arzt zu Arzt seit ihrer Parkinson-Diagnose war meine Mama so tapfer und hat sich zurück ins Leben gekämpft. Es gab eine Zeit, da konnte sie kaum mehr laufen, und heute kann sie wieder mit ihrer Enkeltochter toben und macht das Beste aus ihrer Krankheit. Niemand weiß, wie lange die Medikamente das zulassen, aber wir hoffen auf noch viele, viele Jahre. Ein weiterer Grund, das eigene Leben genau so zu gestalten, wie es dich glücklich macht. Niemand denkt, dass man die eine Person ist, der so etwas passiert, und trotzdem kann es so kommen. Jeder Tag ist wertvoll. Jede Fähigkeit, die du besitzt, ist wertvoll, und sei es auch etwas scheinbar Selbstverständliches wie Gehen und Lachen. Also mach dir nicht zu viele Gedanken darüber, was du alles nicht kannst, sondern konzentrier dich auf all das, was du kannst, und genieß es. Und hilf auch anderen, wo du kannst. Nicht jede von uns findet diese Verbündeten, diese Vorbilder in einer Blutlinie, und auch ich habe meine beste Freundin und Schwester im Geiste wortwörtlich fern meiner Familie gefunden. Wir sind nicht nur durch unseren Beruf tief verbunden, es ist, als wären wir in unserem Innersten aus dem gleichen Stoff gewebt. Wir wohnen so weit voneinander entfernt, und doch ist mir kein Mensch so nah. Ich habe einige der schlimmsten und verletzendsten Stunden meines Lebens mit ihr an meiner

Seite verbracht. Sie war und ist immer da. *No questions asked.* Sie war die Erste, die ich angerufen habe, nachdem meine Tochter auf der Welt war, und die Erste, die ich anrief, als geliebte Menschen starben. Ich höre an ihrem Hallo, wie es ihr geht, und ich fühle jeden Schmerz und jedes Glück, das sie berührt, als wäre es auch meines. Wenn ich Angst habe, ist sie es, die im Geiste meine Hand hält, und wenn ich etwas Wundervolles vollbringe, sehe ich sie in mir lachen. Wir haben gestritten und geweint, und müsste ich mit jemandem zum Mars fliegen, dann würde ich sie auswählen. Diese Frau ist so eine talentierte Ärztin, so mutig und klug und empathisch, dass keine Auszeichnung, kein Titel auf der Welt dem gerecht werden könnten. Und jeden Tag, wenn ich die Augen öffne, bin ich dankbar, diese Frau in meinem Leben zu wissen.

Und dann ist da noch jemand: meine geliebte Tochter, die, noch bevor ich sie zum ersten Mal sah, mein Leben verändert hat. Die mich zu alldem inspiriert hat und all die Wahrheiten, die in mir steckten, mit sich auf die Welt brachte. Die mich jeden Tag zum Lachen und zum Nachdenken bringt. Die immer die richtigen Fragen stellt und mit ihren vier Jahren auch ziemlich viele überraschende, weise Antworten auf «Erwachsenenprobleme» hat. Aus deren Augen mich das Meer anlächelt, das schon ihre Urgroßmütter vor ihr vergötterten, und die schon jetzt wie die anderen Frauen dieser Familie Liebe und Empathie verströmt.

Die Schaffenskraft, Liebe und der Schutz all dieser Göttinnen in unserem Leben, egal ob blutsverwandt oder seelenverwandt, ist eine unerschöpfliche Quelle. Ich wünsche dir, dass du die Gerdis, Krimis, Andreas, Cathis und Leahs in deinem Leben findest und ganz nah bei dir haben darfst. Ich wähle bewusst das Wort Göttinnen, denn was ich meine, ist die Essenz des göttlich Weiblichen – diese besonderen Menschen können natürlich ungeachtet ihres Geschlechts eine besondere Rolle in deinem Leben einnehmen. Mir geht es um ihre spürbare, positive Energie. Die Weisheit und Liebe, die sie in sich tragen und damit unser Leben auf magische Art und Weise berühren. Die Fähigkeiten, neues Leben und neue Dinge hervorzubringen, zu nähren und zu kämpfen. All das steckt in uns. Denn die «Self-made woman» ist auch in meinem Fall doch in Wahrheit das Ergebnis einer Verbindung aus ganz vielen Seelen und Verknüpfungen von Schicksalen. Alles, was ich bin, bin ich durch das, was ich erlebt habe. Wir sind alle miteinander verbunden und können uns dieser Tatsache nicht entziehen. Auch ich trage täglich zum Schicksal anderer Leute bei. Indem wir dafür sorgen, dass jede von uns ein Netz aus Göttinnen um sich hat, sorgen wir dafür, dass sich die Welt für alle zum Guten verändert. Dass wir füreinander da sind und uns pushen, einander schützen und gemeinsam kämpfen. Es sollte unser aller Ziel sein, dass niemand zurückbleibt, niemand alleine dasteht und von diesem Schicksalsgefüge benachteiligt wird. Die Unconscious Bias betrifft uns alle, und nur gemeinsam sind wir in der Lage, uns immer wieder kritisch zu hinterfragen und uns füreinander stark zu machen. Wenn wir Vielfalt fördern, sorgen wir dafür, dass jeder Mensch, ungeachtet seiner Hautfarbe, sozialen Herkunft, ethnischen Zugehörigkeit, Geschlecht, Alter, Weltanschauung, sexuellen Orientierung und der psychischen und physischen Fähigkeiten, das Leben führen kann, das er*sie sich tief im Herzen wünscht. Damit niemand von uns voller Reue auf das Leben zurückblicken muss. Mutig sein ist schwierig, und umso sicherer du dich fühlst, umso leichter wird es dir fallen, dein wahres Ich erstrahlen zu lassen. Wie hell die Welt doch wäre? Also umgib dich mit Menschen, die erschaffen, schützen, träumen und lieben.

i blossom

Weißt du, was das Verrückte am Leben ist? Es gibt so viele Dinge, die du tun, lernen, erfahren, falsch machen oder eben gar nicht erst tun kannst. Ich bin mir da ganz sicher, denn ich habe bisher schon einige Verrücktheiten gemacht. Manche davon sahen vielleicht von außen betrachtet wie Fehler aus, aber ich glaube, dass auch diese Erfahrungen essenzielle Bestandteile meiner selbst sind und sie mich zu der mutigen Frau gemacht haben, die ich heute bin. Und ich sage dir eines: Das olle Sprichwort, dass man nur die Dinge bereut, die man nicht getan hat, stimmt einfach. *It's cheesy, but it's true.*

Viele Menschen fragen sich irgendwann im Leben, warum sie so viele Dinge, die sie gerne tun würden, noch immer nicht getan haben. Wie könnte es auch anders sein? Wir Menschen sind jeden Tag mit verschiedenen Aufgaben beschäftigt. Wir meistern unsere alltäglichen Listen voller To-dos, Not-to-dos und angeblichen Want-to-dos und versuchen dabei nicht selten, vor allem die Erwartungen zu erfüllen, die andere Menschen an uns richten. Parallel dazu sollen wir auch noch hübsch ausschauen, am besten immer fröhlich grinsend durch die Gegend laufen und uns nie darüber beschweren, dass wir in vielen Bereichen unseres Lebens unfair und mit zweierlei Maß behandelt werden. Schluss damit! Im Laufe dieses Buches habe ich dir gezeigt, was mir dabei geholfen hat, mein Leben zu ändern. Ich habe angefangen, mich ernst zu nehmen, mir selbst Raum zu geben und meine Bedürfnisse zu spüren. Ich habe angefangen, mich für mich selbst zu interessieren. Bist du nicht auch neugierig auf dich? Wer bist du, und wer willst du sein? Ich habe dir gezeigt, was ich brauchte, um stärker und mutiger zu werden: Eine innere Festigkeit – körperliche und geistige Gesundheit waren und sind für mich entscheidende Ressourcen, genauso wie eine sichere Basis im Außen: ein Heim, in dem ich mich geborgen fühle, Menschen, mit denen ich mich eng verbunden fühle, die mich halten und die ich halte, die einander inspirieren und voneinander lernen. All diese Dinge haben mir die Kraft gegeben, die ich brauchte, um noch einmal neu anzufangen. Das habe ich mittlerweile mehr als einmal. Erst beruflich und kürzlich auch privat. Manchmal frage ich mich, warum ständig irgendetwas anderes Großes passiert. Aber mit je mehr Menschen ich mich austausche, umso klarer wird: Es geht uns doch allen so. Das Leben ist kompliziert, Menschen sind kompliziert, und niemand macht immer alles richtig. Da passieren ganz automatisch größere und kleinere Katastrophen, da erlebt man Dramen und auch Höhenflüge, und genau so soll es doch sein. Was nützt das Leben in Gedanken, man muss daran teilhaben, wachsen und aufblühen. Ich wünsche dir, dass du deine Energie für die Dinge einsetzt, die dich glücklich machen. Schau dir gemeinsam mit mir an, was dich täglich Lebensenergie kostet und woraus du neue Power schöpfen kannst, damit du unaufhaltsam auf deine Ziele und Träume zusteuern kannst. Denn genau darum soll es in diesem letzten Teil gehen: Strecke deine Arme aus, mach dich ganz groß und blühe auf, so wie nur du erblühen kannst.

Protect your power!

Als ich mit meiner Tochter an der Brust viele, viele Stunden stillend auf der Couch saß, dachte ich darüber nach, wohin meine Energie eigentlich den ganzen Tag so entschwindet. Ein Leck war offensichtlich – dieses Baby saugte sie sprichwörtlich aus mir heraus. Das aber machte mir nichts aus, denn diese kleinen, glückseligen Augen zufallen zu sehen und zu wissen, meine Tochter fühlte sich sicher und geborgen, GAB mir mehr Energie, als es mir NAHM. Also machte ich eine Liste: Ich schrieb auf, wohinein ich meine Energie steckte, und sortierte meine Gedanken auf Papier. Viele Dinge werden so viel klarer, wenn du sie aufgeschrieben hast und sie schwarz auf weiß vor dir siehst. Geschriebene Worte sind schonungslos, und sie offenbaren, was dich in Gedanken nur streift und dann wieder zwischen alltäglichen Gedanken und To-dos entschwindet. Vermerke auch, ob es sich um Energie handelt, die du gerne aufwendest, oder ob sie sich wie verloren oder verpulvert anfühlt. Ich liebe ja Physik, und ganz besonders die Thermodynamik, denn die besagt klipp und klar: Energie kann weder erzeugt noch vernichtet werden. Sie kann lediglich von einer Form in eine andere umgewandelt oder von einem System in ein anderes transportiert werden. Ich habe das für mich so definiert: Wenn

Energie von einem System ins andere wechselt, bedeutet das meistens, dass irgendjemand von eurer wertvollen Lebensenergie profitiert und daraus für dich nichts erwächst – sie entschwindet einfach aus deinem System. Das ist ärgerlich. Ergibt es nicht viel mehr Sinn, diese Energie im eigenen System zu erhalten? Wie weit du dieses System definierst, bleibt ganz dir überlassen. Mein System umfasst meine Familie, einige besondere Freunde und mein Zuhause. Wenn ich meiner Tochter bis tief in die Nacht eine spektakuläre Torte für ihren Geburtstag backe, dann bleibt diese Energie in meinem System. Denn wenn ich am nächsten Tag ihre strahlenden Augen sehe und wie sehr sie die rosa Buttercreme verzückt, weiß ich, die Energie war gut investiert. Wenn ich bis spät in die Nacht aus völlig falschem Ehrgeiz Muffins für die Kindergartengruppe backe und weiß, dass ich auch einfach welche hätte kaufen können, weil sich sowieso alle Kinder über eine Zuckerbombe egal welcher Art der Herstellung freuen werden, dann ist das für mich fehlgeleitete Energie. Sie verlässt mein System, und ich muss diese Energie mühsam an anderer Stelle wieder aufladen. Das ist natürlich nur ein Gedankenexperiment, aber mir hilft es, klare Grenzen abzustecken und auf die eigene Energie zu achten. Es ist absolut legitim, genau zu differenzieren, wann du großen Aufwand betreiben möchtest und wann du auch mit minimalem Aufwand zum Ziel kommst. Daran ist nichts verwerflich.

Genauso verhält es sich übrigens auch mit Freundschaften. Ich habe es schon einmal beschrieben, aber weil es so wichtig ist, möchte ich es erneut anbringen: Manche Menschen zapfen uns regelrecht Lebensenergie ab und sind dabei nicht Teil unseres energetischen Gleichgewichts.

Diese Energie ist für immer verloren. Versteh mich nicht falsch – es gibt zwischenmenschliche Konstellationen im Leben, da fließt die Energie naturgemäß hauptsächlich in eine Richtung. Und das ist okay! Man muss nicht immer so viel bekommen, wie man gibt. Es gibt aber bestimmte Menschen, und ich bin mir sicher, dir sind auch gleich ein oder zwei eingefallen, die ganz bewusst Energie ziehen. Lass das nicht mit dir machen. Du bist in der Lage, deine Energie zu schützen. Setze solchen Energieräubern klare Grenzen und spürte, wie du plötzlich selbst mehr Energie hast, um sie in die schönen Dinge in deinem Leben zu lenken. Denk daran: Echte Freund*innen stellen ihre eigenen Bedürfnisse nicht über die euren. Es kann übrigens hilfreich sein, auch für dich selbst, diese Grenzen immer wieder klar zu definieren. Es wird sich heilsam und beflügelnd auswirken, wenn du die Abgrenzung des eigenen Systems lebst. Werde zur Hüterin dieser systemischen Energie. Du entscheidest! Das gilt natürlich nicht nur in Bezug auf private Beziehungen, sondern auch für berufliche. Ein Arbeitsplatz sichert unsere Existenz (jedenfalls in unserem politischen und ökonomischen System), wenn er aber nur noch Energie zieht und du als freudlose, ausgebrannte Hülle zurückbleibst, dann ist es an der Zeit, dem einen Riegel vorzuschieben. Du solltest deine Energie außerdem nicht darauf verwenden, dir ständig Sorgen zu machen. Du solltest sie nutzen können, um an etwas Großes zu glauben, zu vertrauen, etwas zu erschaffen, zu lieben und zu leben. Wenn wir uns in hypothetischen Katastrophen verlieren, lassen wir nicht nur wertvolle Energie, wir verpassen auch, im Jetzt zu sein und das Gute und Schöne des Moments zu genießen.

Hier meine ultimative Liste der Dinge, die mir Energie rauben, und eine Liste der Dinge, die mich energetisieren.

Dinge, die mir Energie rauben

~ Alles persönlich zu nehmen, was andere sagen.

~ Mich an der Vergangenheit oder begangenen Fehlern abzuarbeiten. Let that shit go!

~ Eine ungesunde Schlafhygiene. Das Thema ist so wichtig, und ich selbst vernachlässige diesen Punkt oft sträflich.

~ Ungesunde Ernährung. Ja! Immer und immer wieder: Du bist, was du isst oder wie du isst oder nicht isst.

~ Lästern. Warum die eigene Energie auf das Leben anderer verwenden, anstatt sie in dein eigenes zu investieren?

~ Der Versuch, alle glücklich zu machen. ES GEHT NICHT! Du bist nicht die berühmte Haselnusscreme!

~ Im Gedankenkarussell noch eine Extrarunde drehen. Alle aussteigen bitte, und zwar sofort.

Dinge, die mir Energie spenden

~ Sonnenlicht. Es gibt nichts, das so sehr meine Seele streichelt, wie Sonnenstrahlen in meinem Gesicht. Warmes Licht auf meiner Haut und das Leuchten, das es in mir auslöst, tanken mich regelmäßig energetisch auf.

~ Lesen. Seit meiner Kindheit sind Bücher für mich von essenzieller Bedeutung in meinem Leben. Durch sie habe ich ferne Länder und magische Welten besucht, ich habe philosophischen Gesprächen gelauscht. Ich habe gelacht und Trost gefunden. Und ich habe sehr viel gelernt. All das schenkt mir unglaublich viel Energie, und wenn ich mal keine Zeit habe, dann gönne ich mir wenigstens ein Hörbuch.

~ Sport machen. Ja, es klingt erst mal paradox. Wenn man keine Energie hat, auch noch Sport zu empfehlen. Da ist der innere Schweinehund besonders groß, und es fällt extrem schwer, sich aufzuraffen. Aber wenn ich es dann doch schaffe, bin ich beflügelt. Und denk dran: Du musst ja keine 90 Minuten HIIT machen, es reicht auch ein Mini-Work-out zu Hause, um deinen Körper und deine Glückshormone in Schwung zu bringen.

~ Dress-up. Wenn ich mich energielos fühle, dann ziehe ich eins meiner Power-Outfits an. Ich habe dir ja schon erzählt, dass ich ein paar Looks habe, in denen ich mich stark und souverän fühle. Also werfe ich mich in ein Lieblingsoutfit, und schon ändern sich meine Körperhaltung und mein Mindset. Move, bitch, get out da way!

~ Was mich zum nächsten wichtigen Punkt bringt: POWER MUSIC! Ich habe eine Playlist für fast jede Laune und auch eine, die mir extra viel Energie gibt. Immer wenn du also ein Lied hörst, das dich beflügelt oder dir das Gefühl gibt, in deiner Power zu stehen, dann füge es deiner Playlist hinzu. So wächst sie schnell, und du hast einen guten Hack, wenn es dir mal nicht so gut geht.

~ Eiskalte Augenpatches. Ich liebe die Dinger und habe sie in allen möglichen Varianten immer im Kühlschrank. Auflegen, und schwups verschwinden die Augenringe –

oder werden zumindest gefühlt kleiner. Und durch den Kälteschock bin ich gleich energetisiert. Alternativ wäre da eine Eisdusche, aber das ist absolut nichts für mich – vielleicht bist du da ja härter im Nehmen.

Und jetzt bist du dran! Was verschafft dir Energie? Was raubt dir Energie? Nimm dir Zeit für diese Aufgabe und dafür, deine Energiequellen und -räuber zu identifizieren. Oft erfährst du allein durch diese beiden Listen viel darüber, wohin es dich im Leben zieht und wohin der Weg zu dir und dem Leben führt, das du dir wünschst. Du kennst es längst, dein goldenes Leuchten!

Du bist es wert

«Warum lasse ich mir so was gefallen?» Eine schmerzhafte und entscheidende Frage im Leben. Ich hab sie mir oft gestellt. «Weil ich es mir wert bin!» ist da offensichtlich nicht die korrekte Antwort. Weil ich es mir eben nicht wert bin, mich dagegen zu wehren, mich zu entziehen oder eine klare Grenze zu setzen. Oder weil ich es einfach nicht gelernt habe, keine Kraft habe oder keinen Mut. Deswegen lasse ich mir Dinge gefallen, die ich nicht verdient habe.

Einer der für mich wichtigsten Sätze lautet deshalb: *Do no harm, but take no shit!* Frauen lernen in unserer Gesellschaft von klein auf, dass es das Beste für sie ist, ja nur immer alles richtig zu machen, sie lernen, sich ordentlich anzuziehen, sich ordentlich aufzuführen und Dinge wie gewünscht zu erledigen, damit alle zufrieden sind. Sie werden gelobt, wenn sie alles richtig machen, und wenn sie aus der Reihe tanzen, werden sie getadelt. Alles in allem: Sie werden dazu erzogen, sich wie *Good Girls* zu verhalten. *Good Girls* hören auf den Vater, die Großeltern, die Lehrer*innen und auch auf die beste Freundin. Merke: Ein *Good Girl* erfüllt die Erwartungen anderer und stellt ihre eigenen zurück.

Ein *Good Girl* ist nur dann eine gute Tochter, wenn sie erfüllt, was ihre Eltern von ihr erwarten. Sie ist nur dann eine gute Freundin, wenn sie immer das bietet und sagt, was ihre Freundin sich von ihr wünscht. Sie ist nur dann eine gute Partnerin, wenn sie alle Erwartungen ihres Partners/ihrer Partnerin erfüllt, wenn sie vielleicht sogar seine oder ihre Pläne, Träume und Wünsche zu ihrem Lebensinhalt macht. Ein *Good Girl* ist nur dann eine gute Mutter, wenn sie alle Bedürfnisse ihres Kindes sofort befriedigt und am besten auch noch alle Erwartungen, die unsere Gesellschaft auf sie projiziert. Zum Beispiel trotz oder gerade wegen der süßen Kleinen immer ein Lächeln auf den Lippen zu haben, immer freundlich zu bleiben, auch in Konfliktsituationen, und dabei natürlich so auszusehen, als wäre das alles ganz einfach. Was ist da schon dabei? *Good Girl Stuff* eben. Und wir geben es durch unsere Vorbildfunktion auch an unsere Töchter weiter.

Frauen werden auch heute noch daran gemessen, wie gut sie für andere da sind, und wenn diese Frauen heranwachsen, ich bin eine von diesen Frauen, dann messen sie sich irgendwann selbst daran, wie gut sie für andere da sind. Diesen Satz solltest du noch einmal lesen, denn das ist doch wirklich absurd und schrecklich: Der Eindruck, nur dann gut oder richtig zu sein, wenn ich die Wünsche und Erwartungen anderer Menschen erfülle. Oder hat schon mal jemand zu dir gesagt: «Das ist ja toll, dass du ein ganzes Wochenende mit deinen Freundinnen in ein Wellness-Hotel fährst, um dir Zeit für dich zu nehmen?» Der Wert einer Frau wird viel zu oft an ihrer Rolle in Bezug auf andere bemessen – eine gute Tochter, eine gute Freundin, eine gute Ehefrau, eine gute Partnerin, eine gute Zuhörerin, eine gute Schulter zum Anlehnen, eine gute Kollegin, eine gute Chefin ... Warum werden Frauen oft anhand dieser Abhängigkeitsverhältnisse gemessen, und warum tun wir es selbst auch so oft? Wir sind doch unabhängig davon schon so viel: Wir sind menschliche Wesen, die einen eigenen Willen haben, die hoffen und wünschen und träumen. Und allein das hat einen Wert, verleiht Würde, verdient Respekt. Dein Selbstwert entspringt nicht einer Leistung, die du anderen gegenüber erbracht hast. Du bist mit ihm geboren. Du musst ihn dir nicht erst verdienen, und das darfst du auch deutlich fühlen. Aber so ist das leider (noch) nicht. Auch nicht im Jahr 2022. Ist das nicht verrückt? Ist es nicht verrückt, dass wir Frauen uns noch immer dafür einsetzen müssen, dass wir als die gesehen werden, die wir sind: wertvolle Persönlichkeiten, die es verdient haben, respektiert zu werden. Einfach so! Das muss man sich immer wieder ins Bewusstsein rufen. Du bist vielleicht wie ich auch ziemlich leidensfähig, was Demütigungen angeht. Leider habe ich gerade im beruflichen Alltag schon zu Studienzeiten gelernt, dass es oft besser ist, unfaire Zustände still zu ertragen, um überhaupt voranzukommen. Was für ein Bullshit! Niemand sollte das machen müssen. Egal welches Geschlecht und egal ob privat oder beruflich. «Wenn du lieb bist, dann bekommst du einen Kuss.» – Sätze, die ich zu oft gehört habe und die ich mir nie wieder gefallen lassen werde. Und deshalb ist eine Frage ganz wichtig: Bist du dir deines eigenen Wertes bewusst? Unabhängig von all den Rollen, die du ausfüllst. Erkennst du deinen Wert, wenn du in den Spiegel schaust? Die Beziehung zu dir selbst ist die erste und wichtigste Beziehung, um die du dich in deinem Leben kümmern solltest. Das ist nicht egoistisch oder zu viel verlangt. Du hast es verdient, dass du dich um dich selbst kümmerst. Lies diesen Satz erneut! Du hast es verdient, dass du dich um dich selbst kümmerst! Du musst nicht irgendwas

Spezielles, Tolles, Außergewöhnliches leisten. Dein Wert ist nicht abhängig davon, wie viel du leisten kannst. Dein Wert ist auch nicht davon abhängig, wie viel du richtig machst. Dein Selbstwert ist ebenso nicht davon abhängig, wie viele Erwartungen du erfüllst. Du als die Frau, die du bist, bist wertvoll. Wenn du an den Punkt gelangst, an dem du das für dich erkennen kannst, wenn du dich frei machen kannst von den erwartungsvollen Stimmen, dann beginnt Freiheit, dann beginnt Wachstum. DAS BIST DU! Du kannst endlich anfangen, wirklich freie Entscheidungen für dein Leben zu treffen, weil du deinen Selbstwert priorisierst. Ich kann dir aus eigener Erfahrung sagen, dass dieses Leben eines der wunderbarsten ist und noch so viel leichter, als du es dir jetzt vielleicht vorstellst. Du kannst selbst entscheiden, was gut ist. Das ist der Stoff, aus dem der eigentliche *Good Girl Stuff* gewebt ist. Als ich meine Arbeit im Krankenhaus beendete oder auch als ich mich damals im Studium von meinem toxischen Freund trennte, priorisierte ich meinen Selbstwert. Und das ist okay. Man darf und muss sagen: «Weil ich es mir wert bin!»

Was mir damals bei meiner beruflichen Scheidung schon schwerfiel, war im Privaten natürlich noch viel, viel heftiger. So was überlegt man sich ja nicht mal schnell beim Haarewaschen. Diese Entscheidung wächst, und auch das Bewusstsein für den eigenen Selbstwert muss wachsen. Die gute Nachricht ist, dass du trainieren kannst, deinen Selbstwert zu priorisieren. Du weißt, ich bin immer ehrgeizig und möchte andere motivieren, also gibt es auch an dieser Stelle wieder ein paar Tipps und Übungen, wie auch du ein sinnloses Leiden, das du vielleicht gerade erträgst, verkürzen kannst, indem du deinen eigenen Wert erkennst und den nötigen Kick für eine wichtige Entscheidung bekommst. Trau dich!

Um das Bewusstsein für deinen Selbstwert zu steigern, bietet es sich an, erst mal die eigenen Selbstzweifel leiser werden zu lassen. Auch ich habe Selbstzweifel, und immer wieder kommen Stimmen in mir hoch, die mich kritisieren oder verunsichern. Auch die gehören zu uns und bilden unser inneres Team, das unsere Persönlichkeit und unser Denken mitbestimmt. Roberto Assagioli, ein italienischer Arzt, Psychiater und Psychotherapeut, entwickelte in den 1930er-Jahren ein Modell, das er Psychosynthese nannte. Sein Modell beschreibt die Persönlichkeit und das Wesen als ein «inneres Team», bestehend aus verschiedenen Facetten oder auch Teilpersönlichkeiten. Ich glaube nicht, dass wir fragmentierte Persönlichkeiten haben, aber ich finde, das Modell hilft sehr dabei, sich selbst als Summe verschiedener Eigenschaften oder Stimmen zu sehen und sich klarzumachen, dass man ihnen unterschiedlich viel Aufmerksamkeit, Bedeutung und Einfluss zugestehen kann. Je besser wir sie (er) kennen und uns bewusst machen, umso besser können wir ihre Wirkung auf uns abschätzen und sie fördern oder beruhigen. Manche Stimmen in dir motivieren dich, sie sprechen dir Mut zu: Du kannst das, Baby! Manche kritisieren uns beständig: Wenn du das so machst, wird das eh nichts! Aber auch mahnende Stimmen können in dir aufkommen: Freu dich nicht so früh! Sie alle gehören zu uns und erfüllen wichtige Aufgaben. Aber sie bestimmen eben auch, ob du ein großes Selbstvertrauen hast, ob du dich leicht aus dem Konzept bringen lässt oder ob du Dinge eher optimistisch oder pessimistisch siehst. Die einen Stimmen hörst du vielleicht gerne, andere zwängen sich auf und funken immer dazwischen, wenn du gerade einen strahlenden oder mutigen Moment hast. Diese Teilpersönlichkeiten können sich also positiv oder negativ auf dein Selbstwertgefühl auswirken, je nachdem, welche Anteile dominieren.

Finde heraus, welche Anteile in dir laut sind, um dein Selbstbewusstsein zu pushen. Welche Stimmen dominieren in deinem inneren Team? Wozu sind die einzelnen Teammitglieder nützlich, und wann schaden sie dir und bremsen dich in dem aus, was du erreichen willst? Welche sind komplett verstummt und brauchen dringend mehr Gehör?

Nimm dir ein Blatt Papier und schreibe eine Situation auf, in der du kürzlich warst und die nicht so verlief, wie du das wolltest. Du kannst auch eine Situation wählen, die in deiner Zukunft liegt – eine Trennung oder ein besonderes Ereignis bei der Arbeit, etwa ein Gespräch mit deiner Chefin.

Schreibe alle Gedanken, die dir in den Sinn kommen, als Sprechblasen um die Situation, die im Zentrum steht. Je dominanter sie sind, desto deutlicher, größer oder dicker kannst du sie vermerken. Die Anteile, die laut sein sollen, kannst du zum Beispiel ausmalen oder mit Glitzer markieren – was auch immer dir gefällt! Lass dein Kunstwerk auf dich wirken und überlege dir, welchen Anteil die Stimmen haben sollten. Wer ist der Teamleader? Wie kannst du deine innere Kritikerin entkräften? Schreib dir auch auf, welche Vorteile es hat, wenn deine Motivatorin die Regie übernimmt und die Optimistin den Angsthasen an die Hand nimmt.

Ich unterdrücke meine Ängste nicht mehr. Ich nehme sie wahr und dann an die Hand. «Das schaffen wir schon!», «Was soll schon passieren?», «Du bist super vorbereitet, also sei nicht zu streng!»

Und schon wird die Angst leiser und von den anderen starken Ladys im Team aufgefangen. Dieses Bild hilft mir in schwierigen Situationen oder bei schwierigen Entscheidungen. All das steckt bereits in dir. Auch die Pessimistin im Team, die Kritikerin und die Mahnerin haben ihre Berechtigung. Sorge nur dafür, dass sie nicht zu dominant werden. Gerade wenn deine innere Kritikerin sehr lautstark auftritt, hat das Auswirkungen auf dein Selbstwertgefühl und deine Fähigkeit, intuitive Entscheidungen für dich zu treffen. Und diese laute Kritikerin fordert dann oft Perfektion ein, ist ständig unzufrieden und hemmt dich in deinen Entscheidungen. Dabei weißt du ja eins bereits ganz sicher: Mutig ist besser als perfekt! Solltest du also zu den Menschen gehören, die zu hart über sich selbst urteilen, dann beantworte dir folgende Fragen:

- In welchen Situationen meldet sich deine innere Kritikerin besonders laut zu Wort?
- Wovor möchte sie dich schützen?
- Warum ist sie so streng mit dir?
- Welche andere Stimme könnte in dieser Situation die Führung übernehmen?

Ruf dir auch deine Glaubenssätze und Werte in Erinnerung und frage dich, ob sie im Einklang mit deinen inneren Stimmen stehen oder dich sabotieren. Diese Gedankenmuster zu ändern und den Stimmen neues Gewicht zu geben, geht nicht von heute auf morgen. Es wird ein spannender Prozess und ein tolles Training, das dich nachhaltig stärker machen wird. Du kannst zum Beispiel auch ein kleines Büchlein pflegen. Da schreibst du selbstkritische und negative Gedanken hinein, wenn sie dir bewusst werden: «Ich seh heute wieder so fett aus in dieser Jeans.» Dann frag dich, ob dieser Gedanke dir in irgendeiner Weise nützlich ist. Nein. Also konzentriere dich auf das Gute und schreibe drei positive Gedanken darunter:

- Ich habe schon drei Kilo abgenommen und komme meinem Ziel immer näher.
- Mein Körper ist gesund und stark.
- Mein Partner liebt mich nicht wegen meiner Skinny Jeans, sondern weil ich eine kluge und lebensfrohe Frau bin.
- So kannst du auch trainieren, die anderen Stimmen in dir öfter zu benutzen, bis eine die Führung übernimmt, die dich glücklich und stark macht, und das in sämtlichen Lebenssituationen.

Wenn dir das schwerfällt, dann stell dir vor, jemand anderes hätte das zu einer Person gesagt, die du unendlich liebst. Seit ich Mutter bin, stelle ich mir immer vor, jemand würde das zu meiner Tochter sagen. Was würdest du dieser Person entgegnen? Was würde ich zu einem Menschen sagen, der meiner 20-jährigen Tochter sagt, ihr Hintern sehe fett aus in ihrer Jeans? Sehr verletzend, oder? Das Gleiche macht deine

Kritikerin mit dir. Zeit für eine Änderung und Zeit für die Kritikerin, wohlwollender zu werden und die Destruktivität abzulegen. Sei stolz auf jede kleine Veränderung, die du an dir bemerkst, und ich bin sicher, du wirst schon bald kein Büchlein mehr brauchen, um dich selbst zu unterstützen. Und wenn du die Selbstsabotage eindämmen kannst, dann hast du ganz automatisch die Basis für Mut und Selbstvertrauen gelegt. Ich bin mir sicher, es gibt einiges, auf das du stolz sein kannst. Besondere Leistungen oder Eigenschaften, die du hast. Etwas, das du besonders an dir liebst und wirklich gut kannst.

Lege ein «STRENGTH BOARD» an – der Unterschied zum Vision Board ist, dass du darauf dokumentierst, was dich bereits auszeichnet. Was gerade aktuell ganz besonders bemerkenswert an dir ist, was du liebst, worauf du stolz bist und was dir Power gibt. Halte deine innere und äußere Schönheit darauf fest. Eine stolze Erinnerung oder Anekdote, ein Foto mit deinem sexy Po darauf, deine Abschlussnote oder eine Review deiner Firma. Es kann alles sein, solange es etwas ist, das dir Stärke verleiht und dich mit Stolz erfüllt. Hebe es gut auf und ergänze es. Hole es hervor, wenn du doch mal in ein Loch zu fallen drohst. Und denk dran: Du kannst dein Leben in die Hand nehmen, und jede Entscheidung, die du für dich und mit dem Bewusstsein deines Selbstwerts trifft, wird dich bereichern.

I do! Do I?

Bis vor ein paar Jahren war ich unglaublich schlecht darin, Entscheidungen zu treffen. Wenn ich daran zurückdenke, möchte ich mich SCHÜTTELN! Nehme ich die Jeans oder doch die andere? Vielleicht brauche ich ja gar keine neue Jeans. Von dem Geld könnte ich auch essen gehen. Mhhh. Ach, ich nehme beide, oder doch nicht? Stundenlang ging das. NERVIG! Dabei gefiel mir eigentlich weder die eine noch die andere zu 100 Prozent, und beide würden als Fehlkauf und somit Fehlentscheidung hinten im Schrank landen. Auf der anderen Seite hatte ich ellenlange Pro-und-Kontra-Listen für wichtige Lebensentscheidungen erstellt – AUCH NERVIG. Und jedes Mal habe ich mich und meine Intuition beschissen, denn wenn ich ehrlich bin, waren mir sämtliche Entscheidungen immer klar gewesen. Ich habe mich nur nicht getraut, dieser Intuition zu vertrauen. NEEEEERVIG!

Entscheidungen zu treffen, das ist so eine Sache. Einigen Menschen fällt es scheinbar leicht, anderen erscheint es nahezu unmöglich. Gleichzeitig treffen einige dem Anschein nach immer die richtigen Entscheidungen, während andere vom Pech verfolgt sind. In meinen Augen gibt es nichts Schlimmeres, als keine Entscheidungen zu treffen. Denn mal ganz ehrlich: Selbst wenn man sich weigert, eine Entscheidung zu treffen (so wie ich das früher oft gemacht habe), oder einfach nicht in der Lage ist, dies zu tun, hat man automatisch entschieden, es entweder anderen oder «dem Schicksal zu überlassen». Und auch das ist eine Entscheidung. Anstatt dich also gegen Entscheidungen zu wenden, weil es dir vielleicht so schwerfällt, möchte ich dich dazu ermutigen, öfter auf deine Intuition beziehungsweise dein Bauchgefühl zu hören und es dir so zu erleichtern, Entscheidungen zu treffen. Ich habe es schon häufiger geschrieben, und ich schreibe es noch einmal: Deine innere Stimme zählt. Lerne dich selbst kennen, um diese innere Stimme besser zu hören und zu verstehen. Du kannst das! Du musst dir nur selbst vertrauen! Schon jetzt triffst du an jedem einzelnen Tag unzählige Entscheidungen. Das fängt schon damit an, welches Outfit du für den Tag wählst, welche Route du zur Arbeit nimmst, ob du einen Döner oder doch einen Salat zum Mittagessen möchtest – um nur ein paar wenige und dazu die banaleren Entscheidungen des Alltags zu nennen. Hinzu treten berufliche Entscheidungen, ganz viele private und vor allem soziale Entscheidungen. Ich möchte dich motivieren, das Entscheiden zu üben – und zwar in Momenten, in denen du nicht gestresst bist, sondern in der Ruhe. Beim Ausmisten, das du hoffentlich durchgezogen hast, konntest du erste Erfahrungen damit sammeln. Hast du für diese Entscheidungen viel Bedenkzeit benötigt? Oder konntest du schnell aus dem Bauch heraus entscheiden? Wahrscheinlich schon, schließlich handelte es sich bei vielen Dingen nicht um Entscheidungen von großer Tragweite. Die Konsequenzen waren abzusehen und gut einzuordnen. Gerade in Bezug auf wichtige Lebensentscheidungen ist diese Form des Entscheidens aber oft nicht möglich, weil die Konsequenzen eben noch nicht absehbar sind, du so weit nicht in die Zukunft schauen kannst, die entworfenen Szenarien per se inadäquat sein werden, weil eben kein Mensch wissen kann, was geschehen wird. Ich habe für mich festgestellt, dass es in Bezug auf solche Entscheidungen nicht förderlich ist, immer und immer wieder über sie nachzudenken und durch «Kopfarbeit» zu einer Entscheidung zu finden. Als ich entschied, das Krankenhaus hinter mir zu lassen, waren es die Stimmen der anderen, die mich verunsicherten – nicht meine eigene. So geht es dir vielleicht auch oft! Die Einflüsse von außen drängen dich erst zu diesen unnötigen Gedankenkreisen! Die Welt bietet dir immer mehrere Optionen, scheinbar unzählige Wahlmöglichkeiten liegen vor dir, die Möglichkeiten scheinen entweder unfassbar begrenzt oder schier endlos.

Vielleicht fällt es dir auch schwer, dich für etwas zu entscheiden, weil du Angst vor Fehlentscheidungen hast. Entscheidungsfrust hat also auch immer etwas mit Verlustangst zu tun. Wer sich für etwas entscheidet, der entscheidet sich automatisch auch gegen etwas. Unweigerlich stellt sich die Frage: Wäre die andere Option vielleicht doch besser gewesen? Was, wenn ich mir damit alle Türen zugemacht habe? Statt dich auf die geöffneten Türen vor dir zu konzentrieren, schaust du sorgenvoll über die Schulter zurück. Halte dir immer wieder vor Augen, dass du nicht fähig bist, vorherzusehen, welche Entscheidung die richtige ist. Dafür müsstest du in der Lage sein, effektiv in die Zukunft blicken zu können. Dann wäre die Angelegenheit in der Tat einfach. Aber jede Entscheidung, die du triffst, basiert auf dem Wissen und den Erfahrungen, die du bis zu diesem Punkt gesammelt hast. Es stehen dir also nur alte Lösungen oder vergleichbare Erlebnisse als Referenz zur Verfügung. Wenn du aber eine verändernde Entscheidung treffen möchtest, wirst du meistens etwas Neues oder Besseres erreichen wollen. Und da hilft dir nur, es auszuprobieren, ins kalte Wasser zu springen, die Ungewissheit, die Angst und den Schmerz, die damit einhergehen, auszuhalten und anzunehmen – es geht nur mitten durch. Das fängt bei Desserts an – Mist, das Dessert, das mein Gegenüber gewählt hat, sieht viel besser aus – und ist auch bei den großen Entscheidungen so – ob sie dein Privatleben oder Berufliches betreffen. Aber lass dich davon nicht abschrecken. Große Gefühle zeugen nur davon, dass dir etwas wichtig ist und dir etwas an der Sache liegt. Wenn wir Gleichgültigkeit verspüren, ist das ein klarer Hinweis, dass etwas nicht lohnenswert ist. Du kannst dich also zurücklehnen: Wichtig ist nur, dass du dich darin übst, Entscheidungen zu treffen, und dein Leben in die Hand nimmst. Der Rest fügt sich von alleine. Also geh raus in die Welt und beginne, Dinge zu entscheiden. Hör auf zu sagen «Ist mir egal», «Entscheide du» oder «Ach, mal sehen» – ENTSCHEIDE DICH! Nichts ist egal in diesem kurzen Leben, also triff deine eigenen Entscheidungen – rational oder intuitiv – nenn es wie du willst, denn ich persönlich bin fest davon überzeugt, dass wir diese beiden Denksysteme nicht voneinander trennen können und sie ganz im Gegenteil fest miteinander verbunden sind. Wir müssen nur mutig genug sein, all die Entscheidungen, die wir in uns längst getroffen haben, zu akzeptieren und sie auch nach außen zu tragen. Manchmal steht dir da vielleicht die sogenannte Vernunft im Weg. «Das ist unvernünftig, unlogisch, nur ein Bauchgefühl.» Aber warum das «nur»? Eine Entscheidung, die du nicht rational erklären kannst, ist keine schlechtere als eine, die du bis ins letzte Detail herleiten kannst. Deine Entscheidungen triffst du zu über 80 Prozent unbewusst, also emotional geleitet, und dennoch fürchten wir noch immer, Entscheidungen aus einer Laune heraus oder schlicht aus einem Gefühl heraus zu treffen. Du siehst hoffentlich, wie absurd das ist. Wir sind unseren Emotionen ja nicht ausgeliefert, sondern können lernen, mit ihnen umzugehen, sie zu verstehen und sie positiv in der Entscheidungsfindung einzusetzen.

Die Psychologen Dr. Susanne Haberstroh und Prof. Dr. Tilmann Betsch forschten zum Beispiel über die Zusammenhänge von Intuition, Routinen und Entscheidungen. Jeder hat gewisse Routinen, die helfen, zielführend in wiederkehrenden Entscheidungssituationen zu handeln. In ihrer Forschungsarbeit konnten die beiden zeigen, dass Routinen systematisch die Generierung von Alternativen, die Informationssuche, die Bewertung, die Wahl und schließlich die Implementierung des gewählten Verhaltens beeinflussen. Die sich daraus ergebende Tendenz zu den immer gleichen Entscheidungen wird stärker, je häufiger die Routine in der Vergangenheit wiederholt wurde.

Aber es geht noch weiter! Diese Tendenz wird zusätzlich durch Zeitdruck verstärkt: «Gerade bei starken Routinen müssen Personen erst durch wiederholte unerwünschte Konsequenzen des Verhaltens die Unangemessenheit ihrer Routine erfahren, bis sie diese schließlich aufgeben», heißt es in ihrem Artikel. Unerwünschte Konsequenz – ja, das sind Fehler und das unangenehme Gefühl, dass immer und immer wieder die gleiche Scheiße unterm Schuh klebt, obwohl man doch so gerne etwas ändern würde. «Bei sehr geringem oder keinem Zeitdruck wichen die Probanden in der Mehrzahl der Fälle von ihrer Routine ab. Unter starkem

Zeitdruck hingegen wählten sie substanziell häufiger die Routine, obwohl die Informationen, die sie selbst gesucht und enkodiert hatten, eindeutig gegen die Wahl der Routine sprachen.»

Warum zitiere ich diese Forschungsergebnisse? Weil sie dir deutlich zeigen, dass es sehr schwer ist, neue Entscheidungen zu treffen, gerade wenn man sowieso gestresst ist. Mit diesem Wissen wird dir vielleicht auch klar, warum du trotz des Wunsches nach Veränderung auf alte Muster verfällst. Du musst dieses Entscheidungsmuster erst brechen, und das erfordert manchmal mehrere Anläufe. Bei neuen Entscheidungen geht es doch eigentlich um die Frage «Welches Verhalten soll ich wählen?» Bei routinierten Entscheidungen lautete das Problem: «Soll ich mein bisheriges Verhalten beibehalten oder davon abweichen?» Mach dir das auch gerne bewusst, wenn du vor einer Entscheidung stehst. Ist es ein neues Problem oder ein altes? Sollte dich deine Routine leiten, oder braucht es eine Abweichung vom alten Schema?

Als mein Mann und ich zwei Wochen zusammen waren, entschieden wir uns zum Beispiel, ein Kind zu bekommen. Wir saßen gemeinsam in der Badewanne und sprachen davon, wie sehr wir uns das wünschten. Und uns fielen eine Menge Argumente dagegen ein, aber eigentlich war unsere Entscheidung längst gefallen. Niemand um uns herum verstand diesen Entschluss, und es gab ganz schön viel Tratsch, aber wir wussten, dass es das war, was wir wollten, und haben es niemals auch nur eine Sekunde bereut. Jede Entscheidung, egal ob wir uns aller Aspekte des Entscheidungsprozesses bewusst sind oder nicht, beruht auf bestem Wissen und Gewissen des gegenwärtigen Moments. Also hab keine

Angst davor, deinen intuitiven Beschlüssen zu folgen. Logik ist mehr als das, was wir heute noch darunter verstehen. Einfach mal machen ... könnte gut werden. Das gilt für alle Entscheidungen!

Früher habe ich, wie eingangs bereits erwähnt, oft Pro-und-Kontra-Listen geschrieben. Aber nicht nur auf einem Blatt Papier, nein, richtig exzessiv in Excel-Tabellen. Ich habe verschiedene Faktoren aufgelistet, diese dann mit Punkten bewertet, je nachdem, wie wichtig mir die verschiedenen Aspekte waren, und am Ende standen eine Zahl und eine Entscheidung – mit der ich selten glücklich war. Denn von Anfang an wusste ich, was ich gerne als Ergebnis dieser akkuraten «Berechnung» gesehen hätte. Was nützt mir objektiver Erfolg, wenn ich dabei todunglücklich bin? Mein Bauchgefühl wusste immer, was ich wollte, und ganz besonders klar auch, was ich nicht wollte. Leider habe ich erst viel später angefangen, dieser Superpower auch zu vertrauen. So oft fragte mich mein Mann: «Warum machst du das so?», oder: «Wieso willst du genau das?» Und ich konnte es ihm einfach nicht sagen, aber ich wusste, es wird gut, wenn ich es so mache.

Dennoch: Du bist nicht alleine auf dieser Welt, auch deshalb möchte ich dich ermutigen, zu lernen, auf deine innere Stimme zu vertrauen, denn in dieser komplexen Welt ist es manchmal gar nicht so leicht, im Stimmengewirr der Meinungen die eigene Stimme auch wirklich zu hören. Je besser du sie identifizieren kannst, desto besser wird es dir gelingen, andere Haltungen und Meinungen einzuordnen. Räsonieren sie mit dir, oder bist du anderer Ansicht? Es wird dir leichter fallen, andere Haltungen als das anzunehmen und zu akzeptieren, was sie sind: Die inneren Stimmen anderer Menschen, und deine darf sich davon grundlegend unterscheiden.

Mir war es immer wichtig, mich von anderen in meinen Entscheidungen nicht beeinflussen zu lassen. Die Fähigkeit, zu erkennen, wann es an der Zeit ist, sich abzugrenzen, ist in meinen Augen eine der wichtigsten Bedingungen für eine mutige Selbstverwirklichung. Ich glaube, niemand kann von sich selbst behaupten, jegliche Entscheidung ohne das Einbeziehen anderer treffen zu können. Das ist auch nicht nötig. Sei dir nur bewusst: Du hast die Wahl! Du kannst dich aktiv dafür entscheiden, Hilfe anzunehmen, eine Meinung oder Haltung in deine Entscheidungsfindung einfließen zu lassen, und du kannst dich ebenso dagegen entscheiden. Eine der wichtigsten Lektionen, die ich in meiner Kindheit gelernt habe: unabhängig Entscheidungen zu treffen und mit den Konsequenzen zu leben. Mein Vater war sehr dominant, und auch wenn ich weiß, dass er nur das Beste für mich im Sinn hatte, war es sehr belastend, permanent dafür kämpfen zu müssen, selbstständig Entscheidungen treffen zu dürfen. Lange habe ich mit dem Impuls gekämpft, Entscheidungen anderen zu überlassen, um mich vor Fehlentscheidungen zu schützen. Aber umso klarer und stärker bin ich heute in meinem Willen, und umso seltener lasse ich es unreflektiert zu, dass andere für mich entscheiden oder meine Entscheidung beeinflussen, weil ich Angst vor meiner eigenen Courage bekomme. *Truth be told:* Ich habe noch nie eine Entscheidung bereut, die ich völlig unabhängig für mich selbst getroffen habe. Wenn ich wusste, dass ich und nur ICH mich so entschieden hatte, und selbst dann, wenn ich mit dem Ergebnis vielleicht nicht wirklich zufrieden war oder einen riesigen Fehler gemacht hatte, konnte ich sehr viel besser mit den Folgen umgehen. Und wenn ich diese Entscheidung treffen konnte, dann wusste ich, dass ich auch mit den Konsequenzen umgehen konnte. Um Entscheidungen zu treffen, mit denen du langfristig zufrieden bist, solltest du lernen, all die anderen Stimmen auszublenden und in dich selbst hineinzuhören. Der erste Grundpfeiler für gute Entscheidungen ist also ein gesundes Selbstbewusstsein, das zu innerer Unabhängigkeit führt. Wenn es dir schwerfällt, dich auch im Geiste von dominanten Menschen in deinem Leben zu lösen, kann es manchmal helfen, tatsächliche physische Distanz aufzubauen. Das kann heißen, dass du dich für ein paar Stunden oder vielleicht auch für ein paar Tage zurückziehst und dir Zeit für dich nimmst. Es geht dabei nicht darum, die Bedürfnisse, Wünsche und Erwartungen anderer komplett zu ignorieren, sondern sie als Teile eines Mosaiks zu sehen. Du allein bestimmst, welche Bauteile du in dein Entscheidungsmosaik einbauen möchtest und welche nicht. Entscheide dich. Und dann erst teilst du es mit den anderen oder auch gar nicht. Man muss nicht immer alles teilen, gerade wenn es Entscheidungen betrifft, die sich auf dein Inneres beziehen. Manchmal mag es auf den ersten Blick so erscheinen, als gäbe es nur Option A oder B, aber nichts im Leben ist wirklich nur schwarz oder nur weiß. In den meisten Fällen gibt es Graubereiche, in denen Platz für Kompromisse ist. Wenn du dich also sorgst, weil du zum Beispiel das Gefühl hast, dich zwischen Freiheit und Sicherheit entscheiden zu müssen, dann tritt einen Schritt zurück. Ich bin mir sicher, du wirst erkennen, dass es noch eine weitere Lösung gibt, die irgendwo dazwischenliegt. Umso wichtiger ist es dann, dass du ganz genau mit dir geklärt hast, was dir und nur dir wichtig ist. Denn nur dann hast du eine klare Vision davon, wohin dich deine Entscheidung führen soll. Wer ein klares Ziel vor Augen hat, der ist nicht nur motivierter, sondern dem fällt es auch leichter, in kleinen Schritten voranzugehen. Die zweite Säule einer guten Entscheidung ist in meinen Augen also die Vision, die du anstrebst. Und das müssen nicht immer hoch gegriffene Karriereziele sein, sondern das können ganz persönliche, bunte Bilder von dir und deinem Gemütszustand sein. Ich liebe Vision Boards und mache sie jedes Neujahr mit großer Hingabe. Dabei beziehe ich sowohl private als auch berufliche Ziele mit ein. Du kannst natürlich jederzeit eins basteln, und genau jetzt ist ein guter Zeitpunkt, falls du noch keins hast. Visionen, die ich von mir als Person habe – wie ich mich entwickeln möchte und wo ich wachsen will –, schreibe ich auch dazu. Wenn es mir einmal schwerfällt, eine Entscheidung zu treffen, dann nehme ich mein Vision Board und frage mich, welche Option mich näher an genau diese Vision bringt oder ihr zumindest nicht widerspricht.

Die dritte Säule ist gerade bei großen Entscheidungen dein aktueller Gemütszustand, deine emotionale Grundstimmung. Wenn du gerade in einem Tief steckst und Gefühlschaos herrscht, ist das keine gute Basis für eine große, weitreichende Entscheidung. In einem solchen Moment wird es zuerst darum gehen, stärker zu werden, von schwankendem auf sicheren Boden zurückzukehren. Verschaffe dir Luft oder Raum, triff eine kleine Entscheidung, die dich vorerst in Sicherheit bringt, um dann in aller Ruhe mutig und so gelassen, wie es eben geht, die große Entscheidung anzupacken. Gerade in Krisensituationen oder stressigen Lebensphasen ist es oft nicht so leicht, sich vom Entscheidungsdruck freizumachen. Denk auch an die Biochemie des

Glücks und wie du Einfluss auf deinen Geist nehmen kannst. Manchmal reicht es schon, eine Nacht darüber zu schlafen, eine große Tasse Kaffee zu trinken oder an der frischen Luft den Wind durch die Gedanken pusten zu lassen. Wenn du über eine Entscheidung eine Nacht schläfst, gibst du deinem Unbewussten die Chance, komplexe Sachverhalte zu verarbeiten, und nach dem Aufwachen sind dir viele Dinge klarer, wenn auch nicht bis ins letzte Detail geklärt. Es ist grundsätzlich gut, Druck und Stress aus dem Entscheidungsprozess herauszunehmen. Impulsivität bringt dich hier nicht weiter. Ich wage zu behaupten, dass es im Leben wenige umwälzende Entscheidungen gibt, die tatsächlich schnell getroffen werden müssen.

In der Notaufnahme musste ich dauernd unter Zeitdruck Entscheidungen treffen, aber dort halfen mir Algorithmen und Automatismen. Und solche Automatismen kannst du dir auch im Alltag zunutze machen. Wenn du deine Vision und Werte schon kennst, kannst du diese in stressigen Situationen als Grundlage für deine Entscheidungsfindung nutzen. Also einmal tief durchatmen, und dann wird entschieden. Meistens hast du eh von Anfang an eine wichtige, intuitive Entscheidung getroffen. Viele Menschen brauchen aber, um diese auch in die Tat umzusetzen, eine Validierung durch ihre Vernunft oder eine außenstehende Person, um diese auch zu akzeptieren. Je länger du aber über eine Entscheidung nachdenkst, umso größer ist die Wahrscheinlichkeit, dass dir immer mehr Faktoren einfallen, die diese Entscheidung beeinflussen, bis du überhaupt nicht mehr weißt, was du eigentlich willst oder denken sollst. Um das zu vermeiden, solltest du üben, bei deinem ersten intuitiven Gedanken zu bleiben und diesen kurz und knapp unter Zuhilfenahme deines Verstandes und deines Bauchgefühls abzuwägen. Versuche, dir bewusst zu werden, ob du eine Entscheidung nur deshalb triffst, weil sie dir schon bekannt ist, weil sie für dich der «Easy Way Out» darstellt. Dein Gehirn belohnt dich nämlich dafür, wenn du die vertraute Option wählst. Es schüttet Dopamin aus, und du fühlst dich gut, obwohl du mit deiner Entscheidung eigentlich eine Chance auf Wachstum versäumt hast. Denn unser Gehirn neigt dazu, im Zweifel auf Altbewährtes zurückzugreifen. «Das haben wir immer schon so gemacht» ist für unser Gehirn nicht nur eine nervige Phrase, es ist ein Entscheidungsmuster, das greift, wenn du überfordert bist. Wenn du also Neues wagen willst, musst du dir selbst die Chance geben, dass Ressourcen dafür da sind, Routinen zu brechen. Wenn das nicht der Fall ist, triffst du die Entscheidung also oft nur deshalb, weil sie sich vertraut anfühlt, und nicht, weil du gute Gründe hast oder dein Bauchgefühl dafür spricht. Trau dich also, auch mal deine Komfortzone zu verlassen, und zögere nicht, Neues auszuprobieren. Altbekanntes fühlt sich immer weniger riskant an, auch wenn es rational betrachtet vielleicht sogar das Gegenteil ist.

Die vierte und in meinen Augen wichtigste Säule der Entscheidungsfindung ist die Fähigkeit, sich selbst zu verzeihen. Wenn man Entscheidungen trifft, ist automatisch die eine oder andere schlechte dabei. Das ist einfach so. Versuche mit etwas Abstand, herauszufinden, was die Entscheidung zu einer schlechten Entscheidung gemacht hat und ob du für die Zukunft etwas daraus lernen kannst. Und dann: Let that shit go!

Es gibt eine Übung, um rationale Entscheidungsfindung mit einer eher intuitiven zu kombinieren. Wenn du also der rationale Typ bist, der lange grübelt, und es dir schwerfällt, intuitive Entscheidungen anzunehmen, dann probiere das Folgende aus.

Schreib alle Fakten auf, die dir in Bezug auf das «Problem» bekannt sind. Das ist die rationale Perspektive.

Schau dir diese Fakten an. Welche Gefühle lösen sie in dir aus? Das ist die emotionale Perspektive.

Fällt dir jetzt schon spontan eine Lösung ein? Das ist die intuitive Betrachtungsweise.

Trete dann wieder einen Schritt zurück und schreibe die Ziele auf, die du mit der Entscheidung erreichen willst. Dies ist wieder die rationale Betrachtungsweise.

Schreibe nun alle Lösungen auf, die zur Erfüllung dieser Ziele führen könnten. Alle, die dir einfallen! Auch dies ist die sachlich rationale Ebene.

Rational betrachtet: Welche Auswirkungen hätte jede einzelne dieser Lösungen?

Wie geht es dir dabei, wenn du an jede einzelne Lösung und ihre Auswirkungen denkst? Bekommst du Herzrasen? Musst du grinsen? Hast du plötzlich Bauchweh? Alle Argumente beiseite: Welche Lösung fühlt sich am besten an? Du schließt mit einer intuitiven Bewertung.

VERTRAU VERDAMMT NOCH MAL DIESER INTUITION!!!!!

Bevor ich hier zum Ende komme: In vielen Büchern zum Thema Selbstverwirklichung wirst du wahrscheinlich lesen, dass du dir Gedanken darüber machen solltest, ob deine Entscheidung etwa in einem oder in zehn Jahren noch die richtige sein wird. Was für ein Bullshit! Wer weiß schon, was in zehn Jahren die richtige Entscheidung gewesen sein wird! Wie soll man das messen? Ich halte es für absolut schwachsinnig, solche Überlegungen in deine Entscheidung einzubeziehen. Du kannst nicht im JETZT eine Entscheidung treffen, die über Jahre hinweg alle Eventualitäten abdeckt. Mach dich frei von unrealistischen Erwartungen und trau dich, Entscheidungen für dein Wohlbefinden im Hier und Jetzt zu treffen. Du brauchst keinen Masterplan, du musst dich nicht für immer festlegen, und du musst nicht wissen, was du in zehn Jahren möchtest. Woher soll man das auch wissen? Du veränderst dich an jedem Tag, die Welt verändert sich an jedem Tag. Inzwischen stelle ich mir meistens nur noch ein paar einfache Fragen, um zu einer Entscheidung zu finden:

- ~ Habe ich gerade die Ressourcen, um eine Entscheidung zu treffen?
- ~ Wird diese Entscheidung mich ein Stück näher an das Leben bringen, das ich mir tief in meinem Herzen wünsche?
- ~ Schade ich mit dieser Entscheidung mir oder anderen Lebewesen?
- ~ Stichwort: Jetzt! Bin ich JETZT erst mal zufrieden mit dieser Entscheidung, auch wenn sie schmerzhaft sein kann?

Ich habe festgestellt, dass das vollkommen ausreicht, um Entscheidungen zu treffen, die mir guttun. Die Fragen können auf so ziemlich alles angewandt werden – Beruf, Partnerschaft, Freunde, Gewohnheiten, Finanzen und vieles mehr. Unter einer Jetzt-Entscheidung verstehe ich übrigens, meine persönliche Entscheidung auf den jetzigen Moment zu beziehen. Ja, ich habe eine klare Vision von dem Leben, das ich mir aufbauen möchte, ABER ich lebe auch gerade JETZT in diesem MOMENT mein Leben. Also ist in meinen Augen auch der Satz «Es macht mich aber jetzt glücklich» als Entscheidungsgrundlage valide. Das kann man natürlich kritisch sehen und ist für die ein oder andere unvorstellbar. Meistens betrifft dieser Satz aber eben die kleinen Alltagsentscheidungen: Hilft die dritte Kugel Eis mir, meinem Ziel, bessere körperliche Fitness zu erlangen, näher zu kommen? NEIN? Macht es mich JETZT glücklich? JA! Sich nicht immer zu 100 Prozent an seine Visionen zu klammern, sondern auch locker lassen zu können, ist ein Zeichen von Stärke. Es führt nicht dazu, dass du deine Vision aufgibst oder ihr nicht dauerhaft näher kommen kannst. NEIN, NEIN, NEIN. Diese perfektionistische Erwartungshaltung baut nur Druck auf. Sei gütig mit dir und trau dich, Dinge frei zu entscheiden und auch mal Ausnahmen zuzulassen.

Mein Mann hat mir zum Beispiel völlig unerwartet in einem gemeinsamen Urlaub einen Antrag gemacht, und ich habe Ja gesagt. Vier Tage später war ich verheiratet. Als Jugendliche hatte ich mir immer vorgestellt, eine Traumhochzeit im Prinzessinnenkleid zu feiern, wenige Jahre später wollte ich gar nicht mehr heiraten, weil mich der gesellschaftliche Druck nervte, dieses: Das macht man eben so. UAAARGH! Als ich aber diesen wunderschönen, riesigen Lolli-Diamantring sah, der bei der hohen Luftfeuchtigkeit dahinschmolz, und dann die tiefblauen Augen meines Freundes, wusste ich, dass ich genau JETZT Ja sagen wollte. Du musst nicht alles bis ins Letzte durchdenken und alle Eventualitäten einplanen oder vorhersagen können. Ich wusste damals nicht, ob diese Entscheidung richtig war. Aber man kann immer noch Einfluss nehmen, falls sich etwas als falsch herausstellt. Die wenigsten Entscheidungen, die du triffst, sind so final, dass du sie nicht auch wieder verändern könntest.

Zuletzt schenke ich dir noch einen Joker: Wenn in Sachen Entscheidungen gar nichts mehr geht, wende den Münztrick an. Du brichst dein Problem auf zwei Optionen runter und bestimmst Kopf und Zahl als Option A und B. Wirf das Geldstück in die Luft, und noch bevor es auf den Boden fällt, wirst du zumeist wissen, welche Option du dir wünschst. Heb das Geldstück auf, ohne nachzusehen, welche Option oben gelandet ist, und bedanke dich bei deiner Intuition für die gute Entscheidung. Denk nicht noch mal drüber nach, sondern blicke mutig nach vorne und freu dich, dass du das JETZT-Problem so schnell gelöst hast.

Den Mutigen gehört die Welt

Mutig sein heißt, Dinge zu tun, die man unter Umständen nicht kann, und dabei sogar noch peinlich aussieht. Mutig sein heißt auch, sich seinen Ängsten zu stellen. Mutig sein heißt, es trotzdem zu tun. Ich sage dir, warum auch du das kannst und warum du keine Angst haben musst: Es ist okay, mit vollem Karacho etwas an die Wand zu fahren. Warum? Weil du am Ende gerade deswegen etwas gelernt haben wirst. Die Nutzen-Risiko-Abwägung funktioniert nämlich immer, und nach dieser Prämisse steht am Ende das Fazit: TU ES EINFACH! WAS SOLL SCHON PASSIEREN!?

Als ich Anfang zwanzig war, hatte ich einen schwedischen Freund. Seine Familie hatte seit Generationen Shrimp-Trawler, und ich wurde gefragt, ob ich mal eine Woche mit hinaus auf die Nordsee fahren wollte. Es war Dezember. Das Meer war eisig und atemberaubend schön. Kurz vorher hatten meine beste Freundin Cathi und ich beschlossen, dass wir mutiger sein und häufiger einfach Ja sagen wollten. Also stieg ich auf den Trawler und machte mich auf in das wahrscheinlich größte und im Rückblick mutigste Abenteuer, das ich bisher erlebt habe. Schon nach einigen Stunden auf offener See wurden die Wellen immer höher und höher. Am zweiten Tag war der Sturm so schwer, dass der Trawler dauerhaft in Schieflage auf den Wellen tanzte, und der Kapitän hatte damit zu kämpfen, das Schiff zu halten. Wir waren viele, viele Stunden offshore, das Deck war vereist, und ich versuchte, in der kleinen Kabine mit meiner Matratze an der Wand – durch die Schieflage war der Boden nun die Wand und umgekehrt – nicht in Panik zu verfallen. Auch am dritten Tag herrschten weiterhin heftigste Bedingungen, mahnende Funksprüche der Küstenwache gingen ein, unbedingt an Land zu kommen, und ich wurde in die Funktionsweise des Seenot-Überlebensanzugs eingewiesen. Er war natürlich viel zu groß und sollte mich angeblich sechs Stunden am Leben halten, sollte das Schiff kentern. Keine Sekunde hätte ich es überstanden. Ich war wie betäubt. Titanic ist ja ein wirklich kultiger Film, aber ich wollte keinen Rose-Moment erleben und auf gar keinen Fall in einem monströsen Anzug im eiskalten, schwarzen Wasser ums Überleben kämpfen. «WIESO MACHE ICH SOLCHE SACHEN?», schoss es mir durch den Kopf. Ich verharrte stundenlang zitternd in dem Anzug, bis ich vor Erschöpfung einschlief. Dann tippte mir jemand auf die Schulter. Es war der Kapitän: «Komm, Elena, schau, die Wolken sind weg.» Ich kletterte hoch auf die Brücke und traute meinen Augen kaum. Es war eine tiefschwarze Nacht, alle Lichter am Trawler waren ausgeschaltet, und am Horizont und über das schier endlose Firmament erstreckte sich die Milchstraße. Es war das Schönste und Ergreifendste, was ich jemals gesehen habe. Noch nie in meinem Leben habe ich so viele Sterne gesehen. Glasklar, hell leuchtend, inspirierend. Goldenes Leuchten! Es war magisch. DESWEGEN MACHE ICH SOLCHE SACHEN! Ein unbeschreibliches Gefühl von Glück, Stolz und Dankbarkeit strömte durch mich hindurch. Ich wollte raus und mich im Sternenhimmel verlieren. Wir zogen uns alle warm an, und ich bekam ein Geschirr, um mich am Boot festzuhaken, da nach wie vor eine dicke und gefährliche Eisschicht wie Zuckerguss auf dem Trawler lag. Und dann standen wir alle da. Vier große Männer und ich, ergriffen von der Schönheit des Universums. Mutig sein lohnt sich! Ohne Mut können wir keine neuen Erfahrungen machen, keine unerwarteten Begegnungen erleben, und wir verpassen die Magie des Unvorhergesehenen. Ich trage dieses Sternenbild für immer in meiner Seele, und es erinnert mich wieder und wieder daran, mutig zu sein, auch wenn ich Angst habe. All die Gedanken, die ich beim Anblick dieser unfassbaren Schönheit des Weltraums hatte, waren wichtige Impulse für die Jahre danach, und wenn ich Angst bekomme, schließe ich manchmal die Augen und stehe wieder auf dem eisigen Deck. Den Kopf im Nacken und den Blick auf die Sterne gerichtet. Vielleicht hast du ja auch so eine besondere Erinnerung. Einen Moment oder eine Situation, in der du mutig warst und dafür reich belohnt wurdest? Mach sie zu deinem leuchtenden Bild, wenn du zögerlich bist. Ruf sie dir ins Gedächtnis, wenn dich der Mut verlässt, auf dass sie dir hilft, an dich zu glauben.

Jeder Mensch neigt dazu, zuerst an die schlimmen Szenarien zu denken, wenn es um einen mutigen Schritt geht. Frei nach dem Motto: Sollte ein Tiger dort vorne um die Ecke biegen, bin ich wenigstens vorbereitet. Heute enthalten unsere Worst-Case-Szenarien natürlich eher selten waschechte Tiger. Unsere Tiger manifestieren sich in den großen Ängsten unserer Zivilisation, Versagen, Verlustängste, Angst vor dem Klimawandel, Kriege ... Alles, was potenziell schiefgehen könnte oder fatale Folgen hätte, simulieren wir im Geiste. Das große «Was-wäre-wenn» und all die bedrohlichen Outcomes hindern uns dann oft, etwas Neues zu wagen oder Altes zurückzulassen. Aber denke daran: Es könnte auch alles gut gehen, es könnte so viel besser werden, als du es dir vorstellst! Und was, wenn dieser lebensverändernde Schritt der ist, den es gebraucht hat, um dir selbst näher zu kommen? Wenn dir dadurch plötzlich so viele Möglichkeiten offenstehen? Wenn du dich fragst, wie du es schaffst, mutiger zu werden, gibt es nur eine Antwort: üben, üben, üben. Anstatt dich selbst mit der Frage zu quälen: «Was ist das Schlimmste, was passieren könnte?», frage dich lieber: «Was ist das Beste, was passieren könnte?».

Diese Perspektive war für mich ein Game Changer. Als ich meinem Vater davon erzählte, dass ich meine Elternzeit verlängern und eine eigene Firma gründen würde, nannte er mir bestimmt vierzig Gründe, warum das eine schlechte Idee sei und es mich in den finanziellen Ruin stürzen würde. Er konnte sich nicht vorstellen, dass meine Idee zum Erfolg führen würde. Er glaubte nicht daran. Das ist okay. Denn er ist nicht ich. Er hat weder meine Fähigkeiten und Erfahrungen in diesem Bereich, noch konnte er die immense Motivation und Leidenschaft ermessen, die hinter meiner Gründungsidee standen. Außerdem entstammt er einer Generation, die es sich nicht leisten konnte, Dinge zu wagen.

Aber mal im Ernst: Was soll schon passieren? Im Idealfall hätte ich die Chance, noch mindestens 1,5 Jahre länger mit meiner Tochter verbringen zu können, und gleichzeitig wäre ich finanziell unabhängig. Und dieses Ziel spornte mich unglaublich an. Ich glaubte an mich und meine Vision!

Um sie zu schützen, behielt ich meine Pläne daraufhin vorerst für mich. Diese Entscheidung war die absolut richtige, und ich rate dir, es in Zukunft auch zu tun. Ich schützte sie. Ich schützte meine Vision, meine Ideen und meine Mut-Reserven vor den vielen Meinungen und Ratschlägen anderer. Leider ist es nämlich oft so, dass wir mit sehr viel Kraft und Überwindung selbst einen mutigen Entschluss fassen, und bis es an die Umsetzung geht, haben sich schon so viele Menschen mit ihren Meinungen und pessimistischen Vorahnungen eingemischt, dass uns der Mut wieder verlässt. Und dann passiert gar nichts. Keine Veränderung, keine Befreiung, keine Wahrheit. Es reicht also nicht, mutig sein zu wollen, man muss es auch schaffen, die eigene Vision in die Tat umzusetzen. Und das ist fast noch schwieriger. Wenn ich auf all die anderen gehört hätte und weiter an meinem sinnlosen Perfektionismus festgehalten hätte, dann würde ich jetzt todunglücklich unzählige Überstunden in der Klinik machen und von meiner Unabhängigkeit träumen. Aber wie dieses kleine Beispiel aus meinem Leben zeigt, reicht es eben nicht, sich zu wünschen, mutig zu sein oder es zu versuchen. Man kann nur wirklich mutig sein, wenn man aus dem Vollen schöpft. Seine Werte und Ziele kennt, sich um Geist und Körper kümmert, sich eine sichere Basis geschaffen hat.

Viele Frauen, und dazu gehörte ich ja auch, sind permanent erschöpft, zerreißen sich zwischen Lohnarbeit, Kindern, Haushalt, Sexy Wife und all den Rollen, die ihnen noch so von der Gesellschaft abverlangt werden. Sie stellen die Bedürfnisse anderer immer über die eigenen und streben nach Perfektion. Im Kern ist das moderne Frau-Sein ein Rezept für Burn-out. Deswegen war es für mich so wichtig, all diese Punkte in meinem Leben zu adressieren. Und dann war es auf einmal viel einfacher, die Perfektion, die mir nur scheinbar Erfolg und Sicherheit einbrachte, abzulegen und dafür den Mut in mein Leben zu lassen. Denn Perfektion wird dich nicht näher an deine Herzenswünsche bringen. Sie sperrt dich in einen goldenen Käfig, in dem du erfolgreich wirkst, aber am Ende einfach gefangen und unglücklich bist. Ich weiß, es ist schwierig, ein Risiko einzugehen und vielleicht das erste Mal überhaupt im Leben zu scheitern, weil man bisher immer den sicheren Weg eingeschlagen hat. Aber Mut kann man üben. Es muss nicht gleich eine riesengroße, lebensverändernde Sache sein. Auch die kleinen Mutproben werden sich summieren.

Beantworte dir folgende Fragen, um deiner eigenen Vorstellung von Mut näher zu kommen:

- Was bedeutet Mut überhaupt für dich?
- Wie mutig fühlst du dich aktuell auf einer Skala von 1 bis 10?
- Was wäre anders, wenn du es schaffen würdest, ein klein wenig mutiger zu sein?
- Was hemmt dich?
- An welchen Stellen bist du jetzt schon mutig und an welchen nicht? Schreib dir alles auf!

Du wirst mit Sicherheit irgendwo das Wort ANGST notiert haben. Das ist völlig normal. Die meisten Menschen reden nicht über ihre Ängste. Viel zu oft denken wir deshalb, wir seien die Einzigen, die sich fürchten. Dabei ist diese Angst ein Schutzmechanismus deines Körpers. Sie versucht, dich vor emotionalem und körperlichem Schaden zu bewahren.

Dennoch musst du dich dieser Angst nicht ergeben, und alleine mit ihr umgehen musst du auch nicht. Finde Menschen, die gerade das Gleiche machen (wollen/müssen/dürfen) wie du. Finde eine Mentor*in, einen Coach oder einfach eine gute Freundin, um deinen Ängsten zu begegnen. Anstatt dich in Zukunft auf diese Angst zu fokussieren und dich von deinen Zielen ablenken zu lassen, nimm sie an und blicke dem Tiger in die Augen.

Viel zu oft fürchtet man sich vor Konsequenzen, die dann niemals eintreten. Wenn du es schaffst, diesen Ängsten mutig gegenüberzutreten, befreist du dich von ihnen.

Dieses Gefühl ist unbeschreiblich. Es zeigt dir, wie viel Power und Mut in dir stecken.

Fang mit kleinen Aufgaben an und steigere dich dann. Vielleicht hast du bei deiner Analyse entdeckt, dass du zwar zum Bungee-Jumping gehst, aber im Büro traust du dich nicht, an Diskussionen teilzunehmen? Das ist deine Mut-Challenge! Du bestellst immer das Gleiche, aber willst mal etwas Neues wagen? Deine Mut-Challenge: Einmal in der Woche etwas «Mutiges» zu essen. Und wenn es dir extrem schwerfällt, dann sei einmal am Tag für zwanzig Sekunden mutig. Das reicht schon! Und nächstes Mal probierst du es zwei Mal zwanzig Sekunden. Und dann drei Mal. Bis du dich sicherer und sicherer, mutiger und mutiger fühlst. Denk an deine starke Erinnerung oder wiederhole deine

Mantras, wenn dich der Mut verlässt. Und wenn du bereit bist, fang an, dich mit Feedback zu konfrontieren, um deinen Perfektionismus abzulegen. Gerade wenn du dich, wie auch ich einst, an die Perfektion klammerst, dann ist Kritik das Letzte, was du hören möchtest. I totally get it! Aber sei mutig und frag andere nach einer Rückmeldung. Feedback anzunehmen oder zumindest anzuhören, trainiert deinen Mut-Muskel.

Für mehr Mut im Alltag

- Kümmere dich gut um dich selbst.
- Fordere deinen Mut jeden Tag heraus.
- Gehe Risiken ein.
- Hole dir Unterstützung und schließe dich mit anderen zusammen.
- Erlaube dir Rückschläge und Ängste und nimm sie an.
- Kehre immer wieder zu deinen Visionen und Zielen zurück und überprüfe, ob deine Taten dazu passen.
- Hol dir ehrliches Feedback und Kritik.
- Analysiere, und dann geht's weiter.

Ich hoffe, du bist jetzt motiviert, mutig zu sein, und denkst im Alltag öfter daran, dich auch im Kleinen herauszufordern. Meine letzte Mut-Challenge war es, eine echte Riesenvogelspinne auf der Hand zu halten, weil meine Tochter sich so sehr ein Foto damit wünschte. Es waren zwanzig

Sekunden der absoluten Hölle für mich, aber glaub mir: Keine 08/15-Haushalts-Spinne kann mich jetzt noch schocken. Was für ein Erfolg!

Hey ho, let's glow!

Ich bin fest davon überzeugt, dass unsere Intuition die größte Superpower ist, die in uns steckt. Für mich hat sie etwas Magisches, Unerklärliches und Göttliches. Etwas, das man nicht erklären oder greifen kann, aber so stark und kraftvoll ist, dass man es einfach ernst nehmen muss – dein goldenes Leuchten. Es ist eine Art Flow, bei dem ich meinen Mut, meine Schaffenskraft, meine Intuition und meine Lebensmission ganz klar spüre. Manchmal überwiegt das eine, manchmal das andere, aber es ist eine Mischung aus positiven Gefühlen, die mich bei spannenden Aufgaben überkommt, wenn ich mit meiner Tochter kuschle oder faszinierende neue Dinge lerne. Natürlich ist es wichtig, den eigenen Verstand zu benutzen und Dinge rational anzugehen, aber Intuition darf in deinem Leben genauso wenig fehlen wie Gefühle. Du hast bis zu diesem Punkt sehr viel über dich selbst gelernt. Deine Glaubenssätze, deine Werte, deinen Körper und deinen Mut, deine Stärken und Schwächen. Und alles zusammen hilft dir, deinen Weg zu gehen, und machen dich zu dem Menschen, der du bist und sein willst.

Wer mutige Dinge angehen möchte, der braucht dafür vor allem eines: Freiraum. Du brauchst Muße, um kreativ werden zu können, und genug Zeit, um Dinge üben oder erproben zu können, die du erlernen willst. Die Zeit, die du dafür brauchst, wirst du nur dann haben, wenn du Prioritäten setzt. Vielleicht machst du das schon sehr erfolgreich, oder aber du bist motiviert, verlierst dich dann aber in der Vielzahl täglicher Aufgaben oder in der Vielzahl der Möglichkeiten? Ich habe schon immer sehr viele Dinge gleichzeitig gemacht und war damit meistens auch recht erfolgreich. Und eine Vielzahl der Dinge, die ich auf die Beine gestellt oder bewältigt habe, sind mir gelungen, weil es mir leichtfällt zu priorisieren. Wenn ich also gefragt werde, wie ich es schaffe, so viel auf einmal zu erledigen, dann antworte ich gerne: «Frag mich lieber, was ich alles nicht erledige.»

Um ins Tun zu kommen, habe ich mir im ersten Schritt meine Prioritäten bewusst gemacht. Ich habe für mich geklärt, worauf ich hinarbeiten will, wonach ich mich sehne, wohin ich meine Arme ausstrecken möchte: Was sind meine Prioritäten im Leben? Und da ich Listen liebe, du hast das inzwischen sicher auch bemerkt, lade ich dich ein, eine ebensolche auch zu führen. Worauf arbeitest du hin? Was sind deine Ziele? Die meisten Menschen wollen eigentlich drei Dinge: ein erfüllendes Privatleben, Gesundheit und finanzielle Unabhängigkeit. Natürlich gibt es darüber hinaus viele andere erstrebenswerte Dinge im Leben, aber diese drei würden wohl die meisten Menschen so oder so ähnlich formulieren. Oft sind wir Menschen heute aber so gefangen im Stress und der Hetze des Alltags, dass wir aufhören, Prioritäten zu setzen. Hast du bei all deinen Aufgaben deine Prioritäten im Blick? Das lässt sich leicht herausfinden. Denn vielleicht fließen in einige Lebensbereiche aktuell zu viel Energie und Zeit, obwohl doch andere auf deiner Prioritätenliste nach oben rutschen sollten!

Was glaubst du? Wie viel Prozent deiner Energie und Zeit fließen in die verschiedenen Bereiche deines Lebens? Du kannst auch gerne weitere anfügen, falls dir etwas in dieser Tabelle fehlt. Denk nicht lange darüber nach, sondern trage ganz intuitiv eine entsprechende Prozentzahl ein.

TEILBEREICHE DEINES LEBENS	**%**
Partner*in/Dating	
Lohnarbeit	
Care-Arbeit	
Kind(er)	
Verwandte	
Freund*innen	
Sport/Hobbys	
Soziales Engagement/Ehrenamt	
Mentale und körperliche Gesundheit	
Social Media	
SUMME	

Bist du auf 100 Prozent gekommen, oder waren es sogar am Ende mehr? Du kannst dich nicht zerteilen! Wenn du dauerhaft mehr als 100 Prozent gibst, dann endet das in einem Burn-out, einer Krankheit und seelischer Qual. Das hast du nicht verdient. Du hast die Möglichkeit, zu priorisieren und NEIN zu sagen! Welcher Bereich nimmt den meisten Raum in deinem Leben ein? Ist das okay? Oder sollte es weniger sein? Wo könntest du deine Lebensenergie oder Zeit besser gebrauchen? Schenkst du deiner Gesundheit genug Aufmerksamkeit? Oder wird sie von Zeit auf Social Media aufgefressen? Bei mir war die größte Prozentzahl jahrelang der Job, und ich arbeite stetig daran, dass das nicht wieder so wird. Wenn deine Analyse also wie bei mir dauerhaft auf Überlastung ohne ausreichenden Ausgleich hindeutet, solltest du dringend andere Prioritäten setzen. Erstelle dir deshalb eine Liste mit den Dingen, die dir wirklich wichtig sind. Wo findest du dein goldenes Leuchten?

Und jetzt füllst du die Tabelle erneut aus. Wie müssten die Prozente verteilt sein, damit sich dein Leben mit dem deckt, was du dir wünschst? Und denke dran: Du kannst nur 100 Prozent vergeben! Alles andere ist unrealistisch.

TEILBEREICHE DEINES LEBENS	%
Partner*in / Dating	
Lohnarbeit	
Care-Arbeit	
Kind(er)	
Verwandte	
Freund*innen	
Sport / Hobbys	
Soziales Engagement / Ehrenamt	
Mentale und körperliche Gesundheit	
Social Media	
SUMME	**100 %**

Natürlich kann man nicht einfach seinen Job hinschmeißen oder sich nicht mehr um seine pflegebedürftigen Eltern kümmern. Aber eventuell siehst du ein paar Stellschrauben, an denen du drehen kannst. Weniger Zeit am Handy verbringen und dafür mehr mit den Kindern unternehmen? Weniger Care-Arbeit erledigen, indem du deine*n Partner*in mit in die Verantwortung nimmst und dadurch mehr Zeit für dich hast? Ruf dir deine Liste immer wieder in Erinnerung und checke deine täglichen To-dos, ob du noch auf Kurs bist.

Deine Liste solltest du irgendwo in deinem Zuhause sichtbar aufhängen, in deinem Handy als Erinnerung abspeichern oder sie immer wieder rückversichernd in deinem Tagebuch vermerken. Du wirst sie an jedem einzelnen Tag deines weiteren Lebens brauchen. Wenn du deine alltäglichen To-do-Listen schreibst, wird sie dein Kompass sein. Haben die Aufgaben und die Punkte darauf etwas mit deinen Prioritäten im Leben zu tun? Oder übergehst du diese im Alltag schlicht? Viel zu oft finden sich Punkte auf diesen Alltagslisten, die du dir aufhalst, ohne vorher zu überprüfen, ob sie ihren Platz auf der Liste überhaupt verdient haben. Vielleicht hast du sie dir auch aufdrängen lassen, oder du glaubst, dass diese Dinge jetzt gerade wichtig seien. Prüfe das, und sei ehrlich mit dir. Denk an deine Prozente und wie du sie WIRKLICH verteilen möchtest.

Fang also im Großen an und sieh dir daraufhin täglich an, wie du deinen Tag gestaltest. Du kannst das ganz easy auf Papier machen oder auch schicke Apps dafür nutzen, ganz wie es dir gefällt. Und denk daran, deinen Mental Load zu verringern und auch andere Menschen in deinem sozialen Netz mit einzubeziehen, wann immer es möglich ist.

Ich plane meine Tage meistens am Vorabend. Ich schaue in meinen Terminplaner und prüfe, ob ich auch keinen wichtigen Termin vergessen habe. Dann setze ich mir ein großes Tagesziel und zwei kleine. Zusätzlich noch 1–2 Aufgaben im Haushalt: einkaufen gehen oder Wäsche waschen. Parallel gibt es in meinem Arbeitsalltag noch tägliche To-dos wie Mails beantworten oder Storys auf Instagram produzieren. Wenn ich dann zufrieden bin, gehe ich beruhigt schlafen und weiß, mein morgiger Tag hat eine gute Grundstruktur und ist nicht zu vollgepackt mit sinnlosen Mikroaufgaben.

Dies zu tun, fiel mir lange sehr schwer, und es hat viel Übung gebraucht, angemessen Prioritäten zu setzen. Dabei gibt es verschiedene Methoden, um sich darin zu üben, den eigenen Tag zu planen. Kennst du beispielsweise das Pareto-Prinzip? Man nennt es auch die 80/20-Regel. Sie besagt, dass 20 Prozent des Aufwands, den wir betreiben, in der Regel für 80 Prozent des Ergebnisses sorgen. Schreib also deine Liste. Mit ein bisschen Erfahrung siehst du schnell, welche Aufgaben pure Zeitfresser sind und welche dir wirklich etwas bringen.

Mein *all time favorite*, wenn es um die Priorisierung von Aufgaben geht, ist die Eisenhower-Matrix. Ein geniales Tool, das sehr eindrücklich zeigt, wo man sich aktuell im Priorisierungs-Game befindet. Präsident Eisenhower wusste wohl nur zu gut, wie wichtig es ist, den Alltag sinnvoll und effektiv nach den eigenen Prioritäten zu gestalten, rechtzeitig zu delegieren oder Dinge von der Liste zu entfernen. Das Prinzip ist ganz einfach: Wenn du deine Liste anschaust, wirst du erkennen, dass es darauf dringende und wichtige Aufgaben gibt. Manche sind sogar beides und einige mit Sicherheit keins von beidem. Es ergeben sich vier Optionen:

Dringend und wichtig
Erledige die Aufgabe so rasch wie möglich.

Wichtig, aber nicht dringend
Entscheide, wann der beste Zeitpunkt ist, diese Aufgabe zu erledigen.

Dringend, aber nicht wichtig
Versuche, solche Aufgaben zu delegieren.

Weder dringend noch wichtig
Diese Aufgabe sollte nicht auf deiner Liste stehen.

Ich war also immer gut darin, Prioritäten zu setzen. Dennoch habe ich eines auch nach der Geburt meiner Tochter und der Gründung meines Unternehmens wieder aus dem Blick verloren: mich. Ich habe vergessen, dass ICH und MEINE Bedürfnisse auf diese Liste gehören. Ich wollte meist alle meine Interessen und Talente auch ausleben, und deshalb standen schon immer mehrere Aufgaben oder Projekte gleichzeitig auf meinen unzähligen Listen. Das schlug sich in zahlreichen, oft kurzlebigen Hobbys nieder, denen ich den Großteil meiner Freizeit widmete. Wirklich freie Zeit hatte ich deshalb eigentlich nie. Ich dachte auch nicht, dass das etwas ist, das ich brauchen könnte.

Mittlerweile weiß ich, dass freie Zeit das Kostbarste und Wertvollste ist, was ich mir selbst schenken kann. Aber wie schon in meiner Kindheit arbeitete ich einmal mehr daran, dass so etwas wie Freizeit gar nicht erst aufkommen konnte. Als ich noch im Krankenhaus gearbeitet habe, war daran nicht im Traum zu denken, und mit eigener Firma und all den anderen Projekten war fast noch weniger freie Zeit. Man kann aber nicht immer 200 Prozent geben, das macht auf Dauer krank. Ich musste es schmerzlich lernen, als ich eine monatelang andauernde Gastritis hatte, die sich beim kleinsten Stress sofort wieder meldete. Ohne es zu bemerken, war meine Karriere wieder auf Platz 1 der Prioritäten gerückt, wenngleich ich eine neue Richtung eingeschlagen hatte. Meine physische und mentale Gesundheit fanden keinen Platz mehr in meinem Leben. Als ich mich vor Schmerzen krümmend bei meinem Hausarzt auf der Behandlungsliege wiederfand, war mir klar, dass mein Körper verzweifelt nach Entlastung schrie. Also überlegte ich, was ich ändern könnte. Was würde ich einer Freundin raten? Wie würde ich mit der Situation umgehen, wenn meine Tochter mit diesen Symptomen zu mir käme? Es ist ein merkwürdiger AHA-Moment, wenn man erkennt, dass man geliebte Menschen mit sehr viel mehr Fürsorge behandeln würde als sich selbst. Zählt man sich denn selbst nicht zu den geliebten Menschen, die Pausen und Entlastung ganz selbstverständlich verdient haben? Es war bitter, mir das eingestehen zu müssen. Erst als meine Gesundheit in Mitleidenschaft gezogen wurde, fing ich an, wieder sinnvoll und nach meinen Lebenszielen zu priorisieren: Was kann ich abgeben? Wo kann ich meine Zeit und Aufmerksamkeit besser investieren? Welche Aufgaben kann und muss jemand anderes übernehmen? All das musste ich ändern – privat und beruflich –, um mich selbst endlich zu priorisieren. Wenn ich inzwischen einen Anruf bekomme oder ein E-Mail-Postfach mit fünfzig ungelesenen Mails vorfinde, dann frage ich mich: Ist es wirklich wichtig, oder kostet es mich meine Gesundheit oder meinen Frieden? Meine neue Regel Nummer 1 beim Priorisieren wurde diese: Mein Wohlergehen ist immer die Prio 1. Wenn etwas also so stressig ist, dass es meiner mentalen oder körperlichen Gesundheit schadet, dann sage ich innerlich STOPP. Ich mache das nicht mehr mit. Um keinen Preis. Nach all meinen Erfahrungen und Lektionen, die ich gelernt habe, sehen meine Prioritäten so aus:

1. Körperliche und geistige Gesundheit
Beides bestimmt maßgeblich mein Wohlbefinden, meine Laune und meine Leistungsfähigkeit. Aus folgenden Gründen solltest auch du beides an die Spitze deiner Liste stellen:

- Du kannst nur dann fokussiert und produktiv sein, wenn du deine Tanks immer wieder auffüllst.
- Du wirst bessere Laune haben, wenn es dir im Rahmen deiner gesundheitlichen Möglichkeiten wirklich gut geht.
- Du hast mehr Energie, um deine Ziele zu erreichen.
- Es unterstützt dein Selbstvertrauen, und das macht dich automatisch auch mutiger.

2. Zeit für meine Familie und Freund*innen
Diesen Punkt habe ich viel zu lange vernachlässigt. Ich war entweder in der Klinik, mit den Gedanken bei der Arbeit oder bei meinem nächsten Projekt. Heute frage ich mich: Bringt diese Aufgabe mich näher an mehr Zeit mit meinen Liebsten? Stiehlt sie mir unnötig Zeit? Muss ich das wirklich erledigen, oder geht es auch später? Und ganz wichtig: QUALITY TIME! Zusammen auf der Couch einen Film anzuschauen, ist ab und zu wirklich schön, und wir alle machen es ja, wenn wir ehrlich sind, sehr, sehr oft, aber es ist keine bewusste Quality Time. Ich plane regelmäßig Ausflüge, gemeinsame Dates oder Sport ein, damit man auch tatsächlich miteinander interagiert und wundervolle Erinnerungen schafft.

3. Das goldene Leuchten

Du kannst es auch Life Mission nennen oder einfach als dein nächstes großes Ziel aufführen. Bei mir ist es das goldene Leuchten, das ich mal im Privaten und mal im Beruf finde. Ich frage mich ganz oft: Fördert diese Aufgabe mein goldenes Leuchten? Erfüllt sie mich mit Zufriedenheit? Steht sie im Einklang mit meinen Zielen und Werten?

4. Gesunde Freundschaften

Sich mit Freund*innen zu treffen, die dir guttun, reduziert nicht nur nachweislich den Cortisolspiegel, sprich den Stress im Körper, Freund*innen helfen uns auch, gesunde Gewohnheiten zu pflegen. Ich plane also regelmäßig genügend Zeit mit meinen Liebsten ein und freue mich auf den sozialen Austausch.

5. Mentaler und körperlicher Ausgleich

Viele Jahre habe ich Meditation belächelt. Selbst im Studium konnte ich solchen Praktiken nichts abgewinnen, und meine innere Unruhe war viel zu groß, als dass ich bereit gewesen wäre, sie anzunehmen. Mittlerweile meditiere ich jeden Tag. Denn ich habe gelernt, dass es nichts mit OOOMMMM oder kitschigen Gedankenreisen zu tun haben muss. Es gibt so viele tolle Apps für mentale Entspannung. Such dir doch auch eine aus und schaffe dir eine Routine, die dir kleine Inseln der Entspannung in deinem stressigen Alltag schenkt. Es wird dich energetisieren und dein Stresslevel senken. Das ist gut für deine Gesundheit und deine Ziele. Ganz genauso ist es mit den körperlichen Aspekten. Man muss keinen Marathon laufen, aber ich versuche regelmäßig, Sport zu machen und diese Priorität in meinem Alltag abzubilden.

6. Finanzen

Viele Frauen haben das leider nicht auf dem Schirm, aber für mich gehört es auf jeden Fall in meine Prioritätenliste. Wenn ich meine Finanzen im Griff habe, habe ich ein Stück Freiheit und Unabhängigkeit. Geld ist nichts Unwesentliches im Leben, und auch wenn man sich Glück nicht kaufen kann, finanziell abgesichert zu sein, ist die Basis für Unabhängigkeit und Selbstverwirklichung. Verlier dieses Thema also bitte niemals aus den Augen und verlasse dich nicht blind auf deine Eltern oder deine*n Partner*in. Du musst deine Finanzen selbst in die Hand nehmen! Es gibt viele tolle Bücher und Podcasts zum Thema Finanzen und Investments. Du kannst dich auch professionell beraten lassen, um an deinen Finanzen zu arbeiten. Finde heraus, woher deine Einkünfte stammen, wie hoch sie sind und welche Ausgaben dem gegenüberstehen. Überlege dir, wie viel du wohin sparen kannst und wo du Geldfresser eliminieren kannst. Und heirate niemals ohne Ehevertrag! Hast du gehört??!? Ich meine das ernst!

Just do it!

Ich habe es schon erwähnt: Jede große, scheinbar unüberwindbare Aufgabe lässt sich auf smarte Art und Weise so zerstückeln, dass sie nicht nur weniger angsteinflößend, sondern auch viel erreichbarer wird. Was glaubst du, wie es mir ging, als ich in meinem alten Haus stand und dachte: Wie sollen wir dieses riesige alte Ding jemals saniert bekommen? Alles musste gemacht werden! ALLES! Aber es hilft nichts, seine Energie in die Bewunderung des Problems zu stecken, also Zettel raus und Masterplan erstellen. Es gibt tolle Online-Tools zur Projektplanung, aber in einem ersten Schritt möchte ich immer mit Pen & Paper brainstormen. Am besten funktioniert das auf einem Whiteboard oder einem sehr, sehr großen Stück Papier.

Egal ob bei meiner Firmengründung, bei der Sanierung des Hauses, als Bauleiterin oder irgendwelchen Freizeitprojekten – ich schreibe zuerst auf, was das Ziel ist.

~ Was ist das Ziel?

~ Was muss dafür getan werden?

~ In welche Schritte kann ich das unterteilen?

~ Wer muss diese Schritte ausführen?

- Was hat Priorität? Was baut aufeinander auf?
- Was ist der zeitliche Rahmen für die einzelnen Schritte?

Beim Sanierungsprojekt habe ich zum Beispiel eine Excel-Tabelle mit einem Zeitstrahl erstellt. So konnte ich den Überblick über all die kleinen Teilaufgaben bewahren, konnte das Haus in einzelne Zimmer aufteilen und jeweils Aufgaben zuordnen, und ich konnte filtern, was zum Beispiel Eigenleistung war oder von Gewerken übernommen werden sollte.

Ja, es kostet Zeit und Nerven, aber wenn du systematisch vorgehst, wirst du mit der Zeit routinierter und sicherer und lässt dich von großen Projekten nicht mehr aus der Bahn werfen! YOU GOT THIS!

Die folgenden Punkte haben mir dabei geholfen, die Dinge wirklich anzupacken, dranzubleiben und Schritt für Schritt zum Erfolg zu gelangen.

Plane deine Erfolge

Im Kapitel über die Biochemie des Glücks bin ich schon genauer darauf eingegangen: Wenn du jeden Tag ein paar kleine Erfolge verzeichnen kannst, schüttet das Botenstoffe aus, die dich zufrieden machen, und auf diese Weise bleibst du wahrscheinlicher am Ball. Deswegen beginne ich meinen Tag schon früh am Morgen mit der ersten kleinen Aufgabe: Ich mache mein Bett. Ein gemachtes Bett ist für mich der erste Schritt in einen Tag, an dem ich meinen Zielen einen Schritt näher kommen möchte. Und wenn ich abends nach einem langen Tag in mein Schlafzimmer komme, freue ich mich über mein gemütliches Nest. Dieser Tipp mag banal klingen, und doch erfüllt es mich mit tiefer Zufriedenheit, auf diese Weise in den Tag zu starten. Ich wende dieses Prinzip nicht nur im Schlafzimmer an, sondern an Tagen, an denen ich nur schwer in die Gänge komme, gliedere ich große oder schwierige Aufgaben, sodass daraus kleine machbare werden. Auf diese Weise gewinne ich auch einen besseren Überblick, was ich überhaupt an einem Tag schaffen kann. Nichts ist demotivierender als eine Liste, die so übervoll ist, dass ich schon früh am Morgen weiß, dass ich die Dinge unmöglich werde erledigen können.

~ Mach dein Bett.

~ Aus einer großen Aufgabe werden mehrere kleine.

~ Vermerke nur, was du an einem Tag bewältigen kannst.

Ich möchte keine Frösche essen

Bestimmt hast du schon etwas vom Eat-the-frog-Prinzip gehört. Diese Theorie besagt, dass du gleich in der Frühe die schlimmste, schwierigste oder nervigste Aufgabe erledigen solltest, vor der du dich vielleicht schon lange drückst, weil du dann beruhigt durch den Tag gehen kannst und dir sicher sein kannst: Das war das Ätzendste, was mir an diesem Tag passieren konnte. Wer auch immer dieses Prinzip erdacht hat, war sicherlich keine Ärztin und hat bestimmt auch keine Kinder. Shit happens all the time. Ich will meinen Tag lieber mit etwas Schönem beginnen. Ich präferiere das sogenannte Shit-Sandwich. Klingt erst mal supereklig, aber erfüllt seinen Zweck: Ich schmuggle die «Scheißaufgabe» zwischen zwei schöne, die mir Spaß machen. Ich hasse es zum Beispiel, E-Mails abzuarbeiten, also fange ich früh mit einer Aufgabe an, die ich schnell erledigen kann, dann widme ich mich den Sch***-E-Mails, und zwar mit eingestelltem Timer, denn alle Mails kann ich so und so nicht abarbeiten. Der Timer bewahrt mich davor zu trödeln und zwingt mich dazu zu priorisieren. So halte ich mich kurz in Mails und lösche erbarmungslos, was mir nur Zeit raubt und zu sowieso nichts führt. Danach erledige ich eine Aufgabe, die mir richtig Spaß macht – drei Fliegen mit einer Klappe: Auf diese Weise hast du zum Tagesbeginn eine leichte Aufgabe erledigt und startest mit einem kleinen Motivations-Boost in den schwierigeren Teil des Tages. Während du dich in einem abgesteckten Rahmen durch diese Aufgabe kämpfst, kannst du dich schon auf die Aufgabe freuen, die dir Freude bereitet. Voilà: das Shit-Sandwich. Ich habe für mich herausgefunden, dass es mir hilft, die Dinge auf diese Weise anzugehen, es hält mich davon ab, mir die unliebsamen Aufgaben des Tages für den Abend aufzuheben, wenn ich naturgemäß kaum noch konzentrationsfähig bin. Welche Methode für dich am besten ist, kannst nur du selbst herausfinden. Schau, wie es dir gelingen kann, über deinen eigenen Schatten zu springen. Meine Kräfte sind nicht an jedem Tag gleich, meine Leistungsfähigkeit schwankt, und deshalb kann ich auch nicht an jedem Tag locker flockig schwierige Dinge erledigen. Dann scheint meine To-do-Liste nur noch aus Fröschen zu bestehen. Manchmal habe ich es auch schlicht nicht in der Hand, wie mein Tag verlaufen wird, oder es tun sich drängende Aufgaben auf, die mir in die Parade fahren. In solchen Fällen hilft mir der folgende Punkt.

Wo ist der Sinn?

Nichts ist schlimmer als das Gefühl, etwas Sinnloses zu tun. Deswegen hilft es meistens, wenn du dir klar wirst, welchen Zweck die zu erledigende Aufgabe erfüllt oder was aus ihrer Erledigung erwachsen kann. Manchmal wird der Sinn schlicht darin bestehen, dass du die Aufgabe für dich abhaken und weiterziehen kannst. Der Sinn bestünde also darin, dass du dich nach getaner Arbeit endlich auf Wichtigeres oder Freudiges konzentrieren kannst. Für mich ist Fenster putzen so eine Aufgabe, für andere ist es die Steuererklärung oder ein unliebsamer Anruf. Frage dich bei Tätigkeiten, vor denen du dich drückst, warum es für dich wichtig und richtig ist, sie zu erledigen. Behalte das größere Ziel im Blick und dann: MACH'S EINFACH!

Der berühmt-berüchtigte Mindshift

Ja, ich kann es selbst nicht mehr hören. Alles ist angeblich nur eine Sache der Einstellung, und mit einem Mindshift ließe sich diese supereasy korrigieren. Nein! Einige Aufgaben sind schrecklich, sie sind nervenaufreibend und anstrengend. Und das kann für dich etwas ganz anderes sein als für deine beste Freundin, deinen Kollegen oder deine Partnerin. Ein Ratschlag wie «Fokussier dich auf das Positive!» kommt in meinen Augen einer Ohrfeige gleich – einer Ohrfeige, die man den eigenen Gefühlen verpasst. So einfach ist es eben nicht. Gerade in meinem Beruf gibt es so unfassbar viele Dinge, die ein positives Mindset auch nicht besser macht. In eine ähnliche Richtung geht übrigens der Tipp, die «To-do-Liste» in eine «Want-to-do- Liste» umzuwandeln. Ganz ehrlich: Mir hilft das nicht. Es gibt so einige Sachen, die ich einfach nicht tun möchte und trotzdem tun muss. Was mir wirklich hilft: an jedem Tag auch nach den Dingen Ausschau zu halten, die mir Freude machen, die schön sind, die mir Zufriedenheit bescheren. Und manchmal ist das auch das exzessive Jammern und Fluchen mit tollen Kolleg*innen oder die Freude auf den Feierabend. Nicht jede Aufgabe ist schön, und nicht jeden Tag wirst du Aufgaben auf deiner Liste finden, über die du dich freust. Aber selbst am Ende eines Horrortags bleibt die Hoffnung auf einen neuen, besseren Tag. Das ist das Silver Lining, das ich brauche, um einen schlimmen Tag zu überstehen.

Man tut, was man kann

Apropos: Du kannst und musst nicht jeden Tag mehr als hundert Prozent geben und alles schaffen, was du dir vorgenommen hast oder was von dir erwartet wird. Dreißig Prozent sind besser als null, und auch das darf man sich an einem schweren Tag hoch anrechnen. Es ändert nichts an dir oder deinem Selbstwert, wenn du nicht produktiv bist. Auch ich habe Tage, an denen ich absolut nichts mache und mich nicht aufraffen kann. Manchmal ist alles einfach scheiße, und du schaffst vielleicht nur zehn Prozent deines Pensums. Auch okay! Man tut, was man kann. Ich wünschte, dass wir als Gesellschaft aufhören würden, Menschen am Grad ihrer Leistungsfähigkeit zu messen und zu bewerten, sodass wir selbst auch bei uns damit aufhören könnten. Vielleicht wären wir dann alle von Grund auf ein wenig glücklicher und würden uns über solche Dinge keine Gedanken machen.

Gut genug

Warum haben wir so oft das Gefühl, dass wir, wenn wir etwas Neues beginnen, Expert*innen auf diesem Gebiet sein müssten? Man muss nicht perfekt sein, um gut genug in etwas zu sein.

«Gut genug» – noch vor ein paar Jahren wäre gut genug

für mich eine Katastrophe gewesen. Gut genug war eine Beleidigung und ein Ansporn, es noch viel besser zu machen. Gut genug klingt mittelmäßig, und Mittelmaß war für mich sowohl privat als auch beruflich der größte Albtraum. Aber wieso? Du musst nicht 120 Prozent der erforderlichen Eigenschaften erfüllen, wenn du etwas Neues wagst – egal ob privat oder beruflich. Probiere Dinge aus und trau dich, mit Anlauf zu verkacken. Ich bin zum Beispiel richtig schlecht im Inlinerfahren, und die beste Zeit meiner Inlinerkarriere war die, als ich eine Entschuldigung hatte, mich an einem Kinderwagen festzuhalten. Jetzt ist mein Kind zu groß und läuft auf dem Laufrad neben mir her, und ich kann meine Unfähigkeit, zu bremsen oder auf Rollen grazil auszusehen, nicht mehr verstecken. Aber es macht mir Spaß, und ich fahre gern mit Freundinnen, und oft falle ich hin oder sehe alles andere als damenhaft oder sexy aus dabei. Aber es ist mir vollkommen egal. Ich bin Elena, und ich bin richtig schlecht im Inlinerfahren! YAY!

Um es zu verdeutlichen: Es ist völlig okay, mittelmäßig zu sein. Es gibt Sprachen, die ich nur mittelmäßig spreche, oder auch beruflich Dinge, die ich einfach nicht so gut kann wie meine Kolleg*innen. Na und? Auch das ist völlig okay: Niemand kann in allen Bereichen Perfektion abliefern, und wenn wir uns alle gegenseitig vormachen, dass es so wäre, ist wirklich niemandem geholfen. Also lass uns auch das Mittelmaß feiern, lobe dich dafür oder schmunzle darüber, dass du etwas mittelmäßig abgeliefert hast. No shame in that! Es ist okay, mit deiner Energie hauszuhalten. Jaja, harte Arbeit mag gut sein, aber smarte Arbeit ist eben besser. Und das gilt für jede Aufgabe, die du zu erledigen hast. Immer.

Feiere deine Erfolge

Feiere deine großen und kleinen Erfolge. Das geht am besten, wenn du dir ganz sachlich verdeutlichst, was zu deinem Erfolg geführt hat. Schreib also gerne all deine Erfolge und Meilensteine auf ein Blatt Papier. Dann schreibe in eine zweite Spalte, was du getan hast, um dieses Ziel zu erreichen. Sei ganz sachlich und ehrlich. Es ist kein Zufall, dass du die tolle Stelle bekommen hast, denn du bist bestens dafür qualifiziert. Die Umsätze sind nicht durch geändertes Marktverhalten gestiegen, sondern weil du die richtigen Entscheidungen getroffen hast. Du siehst, worauf ich hinauswill ... Schau dir an, wie oft es einfach der Mut war, anzufangen oder eine Entscheidung zu treffen, und dann kam alles ins Rollen. Genau. Am Anfang steht immer ein mutiger Schritt ins Tun! Und irgendwann wirst du es schaffen, vom ausgebrannten und ewig müden Wollen ins golden leuchtende Tun zu kommen. Und das ist der größte Erfolg, den ich mir vorstellen kann.

Wenn du eine andauernde Antriebslosigkeit und permanente Erschöpfung verspürst, die deine Lebensqualität einschränkt, ist das übrigens ein guter Grund, zur Ärztin oder zum Arzt deines Vertrauens zu gehen! Wenn jeder Tag für dich zum Horror wird und alle Aufgaben nur noch wie Hürden erscheinen, ist das ein Zeichen tiefer Erschöpfung. So sollte und so muss es nicht weitergehen. Hol dir Hilfe! Du musst nicht allein aus diesem Loch klettern. Manchmal gibt es eine medizinische Ursache, etwa eine unentdeckte Schilddrüsenerkrankung, eine Depression oder Long Covid. Trau dich, um Hilfe zu bitten und dir einzugestehen, dass es vielleicht gerade mehr braucht als ein motivierendes Buch, um dein Leben zu ändern.

Wie ich mit richtig beschissenen Scheißtagen umgehe:

~ Akzeptiere, dass du dich heute nicht gut (genug) fühlst und auch unmotivierte Tage völlig normal sind. Du darfst motzen, grimmig schauen und laut seufzen. Gefühle dürfen raus, und Gefühle ändern sich auch wieder.

~ Sei nicht zu streng mit dir selbst. Wir alle haben solche Tage, du bist deswegen nicht weniger engagiert oder erfolgreich. Du bist ein Mensch, der heute kaum Energie hat. Kein Grund, sich selbst zu bestrafen.

~ Mach irgendwas. Wirklich irgendwas. Hier wären wir wieder beim Thema Bettenmachen. Kleine, scheinbar unwichtige Aufgaben sind trotzdem erfolgreich erledigte Dinge. Dein Tag war also nicht völlig unproduktiv.

~ Haushalte mit deiner Energie. Wenn es dir heute sowieso nicht gut geht, dann teile dir deine Kräfte für die Dinge ein, die dir wichtig sind und die womöglich sogar deine Motivation verbessern. Der Rest darf auch mal einen Tag liegen bleiben.

~ Sei gut zu dir. Dein Selbstwert ist nicht von deiner Leistung abhängig! Gerade an Tagen, an denen du das Gefühl hast, dich selbst enttäuscht zu haben, brauchst du eine liebevolle Umarmung, ein entspannendes Bad, einen extra großen Caramel-Macchiato oder was auch immer dich glücklich macht. Du musst den Tag nicht kompensieren oder dich selbst bestrafen.

Trial and Error

«Erfolg ist keine gerade Linie.» Was auf den ersten Blick wie ein peinliches Management-Mantra aussieht, entpuppt sich auf den zweiten als die simple Wahrheit. Warum wir uns oft selbst ausbremsen, wenn wir denken, perfekt sein zu müssen, warum Fehler zum Leben dazugehören und warum es wichtiger ist zu lernen, mit Fehlern umzugehen, statt keine mehr zu begehen, möchte ich dir nachfolgend anhand einiger Erfahrungen erläutern, die ich im Laufe meines Lebens gemacht habe.

Warum wir uns oft selbst ausbremsen, wenn wir denken, perfekt sein zu müssen

Wir arbeiten und arbeiten, streben nach Perfektion und erhoffen uns, darüber Glückseligkeit und Zufriedenheit zu erlangen. Die Gleichung dahinter: Perfektion = Erfolg = Glück. Dabei übersehen wir das Offensichtliche: die Absurdität dieser Formel. Seit meine Tochter auf der Welt ist, habe ich diese Gleichung einer eingehenden Prüfung unterzogen und Leistung und Erfolg für mich und mein Umfeld neu definiert. Denn dieses kleine Wesen kam auf die Welt und hatte in ihrem Leben rein gar nichts getan. Jedenfalls nichts, das wir Menschen klassischerweise als Leistung definieren, und doch hatte sie von Tag eins an einen unschätzbaren, positiven Einfluss auf mein Leben und auf das vieler anderer Menschen. Einfach so, weil sie bei uns war. Was für eine Erfolgsgeschichte! Und genauso bewerte ich seither meine Leistungen: Erfolg ist, wenn es mir und anderen gut geht – die Perfektion habe ich aus der Gleichung gestrichen. Perfektion ist langweilig. Perfektion ist vorhersehbar, Perfektion ist kalkulierbar, und das echte Leben, das ist so nicht, und das sollte so auch auf gar keinen Fall sein. Ich muss da immer an das Remake der Frauen von Stepford denken und wie Nicole Kidman und Bette Midler angeekelt von den perfekten Zombie-Frauen ihre Rebellion starten und allen Männern die Augen öffnen wollen. Perfektion ist langweilig und verstörend, weil es nicht in unserer Natur liegt, perfekt zu sein. Wir sind alle unterschiedlich, unsere Fehler sind es und unsere Erfolge auch, und das anzuerkennen, ist ein Schritt mehr Richtung Freiheit und ungezügelter Lebensfreude.

Ich bin so froh, dass ich Erfolg für mich neu definiert habe, denn mit der Perfektion ist es ein für alle Mal vorbei. Ich setze Erfolge inzwischen mit Erfahrungen gleich, und nicht jede Erfahrung ist angenehm oder macht mich glücklich, aber niemand kann sie mir mehr nehmen. Ich sammle sie wie Trophäen! Ich stürze mich ins Leben und nehme alles mit, was ich kriegen kann. Denn auch die vielen schrecklichen Dinge, die ich erlebt habe, haben mich geprägt, haben mich stärker gemacht und entschlossener, mich für mein Glück einzusetzen, nicht aufzugeben und an das Gute zu glauben. Ich wachse, mit jedem neuen Tag! Und ich möchte dich ermutigen, auf diese Weise auf dein Leben zu blicken: Je mehr Erfahrungen, desto besser! Je mehr Fehler, desto besser! *It's part of the process!*

Warum Fehler und Misserfolge ein essenzieller Teil unseres Lebens sind

Ich glaube, den Film «Findet Nemo» haben wir fast alle gesehen. Meine Tochter liebt Hörbücher, also habe ich das Hörspiel dazu schon bestimmt Hunderte Male angehört. Und beim 301. Mal erkannte ich die unglaublich tiefe und wichtige Bedeutung eines eigentlich banalen Dialoges: Marlin – der Papa Fisch – sagt zu seiner Freundin Dorie auf der Suche nach seinem verschollenen Sohn Nemo: «Ich hab ihm doch versprochen, dass ich nie zulasse, dass ihm was passiert.» Woraufhin die verpeilte, aber liebenswürdige Dorie ziemlich smart antwortet: «Ahh, das ist aber ein komisches Versprechen. Du kannst doch nicht zulassen, dass ihm nie etwas passiert. Dann passiert ihm doch nie etwas.» Dieser Satz hat mich als Mama tief berührt. *«Dann passiert doch nie etwas.»* Man will sein Kind und sich selbst natürlich auch vor allem Bösen schützen und auch vor Fehlern. Aber die Fehler gehören zum Leben und zum Lernen dazu. Manchmal fragt man sich ja: «Wieso passiert mir so eine Scheiße?» Und glaubt mir, ich habe mir das so, so oft gedacht, als ich meinen Shop eröffnete, als ich mich mit Instagram selbstständig machte, als ich mit meinem Mann ein altes Haus saniert habe. Aber all das konnte nur passieren, weil ich etwas gewagt habe. Es liegt in der Natur der Sache, dass dabei Fehler passieren. Je mehr wir machen und wagen und uns ins Leben stürzen, umso mehr wird auch schiefgehen, und umso mehr «Fehler» werden wir machen. Aber wenn eben nichts passiert, dann passiert nichts, wie Dorie es so treffend formuliert hat. Und ich habe dadurch unglaublich viel gelernt, so viele neue Ideen sprudelten aus mir hervor, weil ich gezwungen war, eine andere Lösung für ein Problem zu finden, das ich vorher noch viel schlimmer gemacht hätte durch meinen ersten Versuch. Man denkt immer, Fehler und Rückschläge sind das Gegenteil von Erfolg, aber das stimmt nicht. Sie sind Teil des Erfolgs, weil sie uns erst zu denen machen, die wir sein müssen, um erfolgreich zu sein. Fehler zeigen uns manchmal, dass wir etwas anderes wollen, als wir dachten. Wir erkennen vielleicht, dass wir unnötige Angst vor etwas hatten. Dass ein Fehler nicht der Weltuntergang ist. Das verleiht Freiheit. Es ist befreiend zu wissen, dass man Fehler machen kann und es trotzdem immer weitergeht. Also mach Fehler! Kein Studium und keine Praktika und nichts auf dieser Welt hat mich so viel gelehrt. Hier die Gründe, warum es sich lohnt, Fehler zuzulassen!

Grund 1

Du trennst dich und merkst danach: ENDLICH FREI! Prima, du hast alles richtig gemacht! Oder es trifft dich plötzlich: FUCK! Das war ein böser Fehler. Wenn wir Fehler machen, lernen wir viel über uns selbst, denn wir merken, was uns wichtig ist und worüber wir uns noch lange den Kopf zerbrechen. Hör auf, dich zu reuen, und lerne daraus. Du hast ein Treffen mit einer Freundin abgesagt, und zwei Stunden später bist du traurig und merkst, es war ein Fehler. Gut so! Die Freundin bedeutet dir viel, ruf sie an und mach etwas Neues aus, und nächstes Mal wirst du sie nicht versetzen. Du lernst, die Dinge zu priorisieren, die dir wichtig sind, auch wenn es wehtut.

Grund 2

Manchmal muss man sich am Messer schneiden, um zu kapieren, dass es scharf ist. Solche Fehler, die wir als Kinder machen, sind beispielhaft für spätere größere und weiterreichende Fehler. Es gibt leider Dinge, die du nur auf die harte Tour lernst. Da hilft es nicht, dass alle warnen, man muss sie selbst machen und dann nie wieder. Da fällt dir bestimmt auf Anhieb etwas ein, oder? Siehst du! Das passiert dir garantiert nicht noch einmal!

Grund 3

Ich habe einmal Blutröhrchen nicht korrekt beschriftet, weil ich dachte, ich kann mir merken, wem welches gehört. Der Grund? Der Computer, mit dem man alle Strichcodes ausdrucken konnte, hat sich immer wieder aufgehängt. Ich dachte: Na ja, mache ich das halt danach in Ruhe. Aber als ich zurück im Stationszimmer war, war ich mir nicht mehr sicher und traute meinen eigenen Kritzeleien auf den Röhrchen nicht mehr. Und es führte dazu, dass die ganze Station noch mal Blut abgeben musste, um sicherzugehen, dass alle das korrekte Labor hatten. Ich musste mich bei jeder*m einzelnen Patienten*in entschuldigen, alle noch mal piksen und habe mir eine riesige Standpauke anhören müssen, welche Konsequenzen solche Fehler haben können. Dabei war es mir eigentlich schon von Anfang an klar. Mein erster Gedanke war: «Nee, das ist eine blöde Idee», aber ich habe es trotzdem gemacht und musste meinen Fehler wieder ausbügeln. Ich habe dadurch so viel über Sorgfalt und meine innere Stimme gelernt. Ein einziges Mal habe ich nicht auf sie gehört – weil ich genervt war, und es wird mir nie mehr passieren. Seit diesem Tag achtete ich genauer auf korrektes Labeln und auf die Einhaltung aller Sicherheitsmaßnahmen. Kleinere Fehler schützen uns manchmal vor riesigen Katastrophen. Also steh zu diesen Fehlern: Wieder was gelernt!

Grund 4

Als ehemalige Perfektionistin war jeder Fehler für mich ein Weltuntergang. Ich habe mich bestraft und war tagelang mies gelaunt. Wenn man immer alles richtig macht, ist es einfach, sich selbst zu lieben. Aber wenn man Fehler macht, dann hat man die Chance, sich wirklich selbst zu zeigen, dass man sich gütig gegenübersteht, dass man sich selbst verzeihen kann und Geduld mit den eigenen Schwächen hat. Auch das hat etwas mit Selbstwert zu tun.

Grund 5

Manchmal mache ich einen Fehler und merke schnell, dass ich einfach noch nicht bereit war oder zu wenig Energie oder Zeit hatte. Du kennst das bestimmt noch aus deiner Schulzeit. Du bekommst eine 3 und ärgerst dich. Nächstes Mal wird es wieder eine 2 oder sogar eine 1?! Oder ein Beispiel von mir: Im Urlaub reihe ich einen Fehler an den nächsten, weil ich mein Italienisch zu Hause nicht geübt habe. Diese Erkenntnis ist supermotivierend und verschafft mir die Chance, es noch einmal mit mehr Herzblut zu versuchen. Das kann natürlich auch für deine Arbeitsmoral gelten. Wenn du also mal ein Projekt in den Sand setzt: Was soll's! Vielleicht motiviert es dich, es demnächst anders anzugehen.

Grund 6

Gerade wenn man große Erfolge feiert und in ungeahnte Höhen aufsteigt – egal ob privat oder beruflich –, ist es wichtig, die Bodenhaftung nicht zu verlieren. Abheben birgt große Gefahren, und ab und zu ein kleiner Fehler verhindert, dass wir nachlässig werden. Gerade als Ärztin ist diese Bodenhaftung besonders wichtig. Ein zu großes Ego kann katastrophale Folgen haben. Aber auch in allen anderen Lebenslagen schadet es nicht, ab und zu bescheiden auf einen eigenen Fehler zu blicken und daran erinnert zu werden, dass Erfolg flüchtig ist.

Warum es wichtiger ist, zu lernen, mit Fehlern umzugehen, statt keine mehr zu begehen

In meiner perfektionistischen Hochphase während des Studiums war ich manchmal wochenlang wie gelähmt, weil ich einen kleinen Fehler gemacht hatte. Ein falsches Wort in einem Testat, ein falscher Handgriff, und ich grübelte immer und immer wieder darüber nach. Beim Zubettgehen, beim Essen, beim Sport. Der Fehler ging mir nicht mehr aus dem Kopf. Statt auf all das zu achten, was ich richtig gemacht hatte, lag mein Fokus nur auf den klitzekleinen Fehlern. Statt sie zu analysieren und dann abzuhaken, spielte ich sie immer und immer wieder in meinem Kopf ab. Geändert hat das freilich nichts. Mittlerweile habe ich gelernt, mich auf meine Erfolge zu konzentrieren und nicht nur die kleinen Fehlerchen ad acta zu legen, sondern auch die großen Fehler, die weitreichende Konsequenzen für mich und andere hatten. Und glaub mir, davon habe ich genug gemacht. Es belastet mich einfach nicht mehr. Ich habe mich vom ewigen Grübeln und Reuen befreit. Ich gebe einfach mein Bestes, räume hinter den Fehlern auf, verzeihe mir dann selbst und schreite voran.

Deswegen möchte ich dich ermutigen, an deiner Resilienz oder auch Fehlertoleranz zu arbeiten. Mit Resilienz wirst du langfristig mehr Energie haben, um zu bemerken, wie erfolgreich du längst bist. Deine Gedanken werden frei für Freude, anstatt in jeder freien Minute darum zu kreisen, was alles schiefgehen könnte oder was schon alles schiefgelaufen ist.

Resilienz wird dabei ganz unterschiedlich definiert und interpretiert. Meistens versteht man darunter die Fähigkeit, Krisen zu bewältigen, also wie widerstandsfähig du im Umgang mit Stress, Verlust, Misserfolg und Druck bist.

Die Essenz meines Erfolgs ist für mich die Fähigkeit, den Überblick zu behalten, wenn die Dinge aus dem Ruder laufen. In schwierigen Situationen bleibe ich geduldig und finde meist recht schnell zurück zu Gelassenheit und Tatkraft. Das war aber, wie eingangs beschrieben, nicht immer so. Ich habe Fehler gemacht, die mich dermaßen hart getroffen haben, dass ich dachte, ich gebe lieber auf. Aber was bringt mir das? Gar nichts! Also atme ich lieber tief durch und richte den Blick nach vorne. Diese Resilienz ist die Summe all meiner Erfahrungen im Leben und konnte nur durch den Einfluss ganz besonderer Menschen gedeihen, die mich diese Fähigkeit gelehrt und mich in schwierigen Phasen gehalten haben: «Was dich nicht umbringt, macht dich stärker!» In der Psychologie spricht man von posttraumatischem Wachstum. Die amerikanische Wissenschaftlerin Angela Duckworth hat das in einem prägnanten Satz zusammengefasst: Wachstum ist Herausforderung mal Unterstützung – ob von außen oder von innen. Und um genau diese innere Unterstützung können wir uns selbst kümmern. Denn wenn man etwas möchte, dann muss man es sich auch (zu)trauen. Immer wieder! Es ist wie in der Geschichte über Moshe:

Moshe hadert mit Gott, der Welt und dem Schicksal. Er geht zum Beten in die Wüste und klagt Gott sein Leid: «Herr, warum bist du so grausam? Ich war dir immer ein guter

Diener. Alles hast du mir genommen. Wenn es dich gibt, zeig mir, dass du ein guter Gott bist, und lass mich einmal in der Lotterie gewinnen!» Nichts passiert. Am nächsten Tag betet Moshe wieder: «Herr, gib mir eine Chance, lass mich wenigstens einmal im Lotto gewinnen.» Nichts passiert. Er betet weiter, eine Woche, einen Monat, ein ganzes Jahr. Als er nach einem Jahr wieder anfängt zu klagen: «Herr, gib mir eine Chance, lass mich doch einmal im Lotto gewinnen», passiert ein Wunder: Der Himmel über ihm öffnet sich, und eine Stimme spricht: «Moshe, ich hab dein Klagelied ein Jahr lang anhören müssen. Jetzt, bitte, gib du mir eine Chance – und kauf dir endlich ein Los!»

Das eine ist der Wunsch nach dem Gewinn und das andere ist der reale Kauf eines Loses. Nur wenn du aufbrichst und dir ein Los kaufst, hast du die Chance, etwas zu gewinnen. Du musst etwas wagen und das Scheitern in Kauf nehmen. Natürlich ist der Gewinn nicht garantiert. Manchmal klappt es einfach nicht. Du hast Pech, oder du machst Fehler, oder etwas, auf das du keinen Einfluss hast, geschieht und vereitelt deine Pläne. Wenn ich allein daran denke, was ich während meiner Selbstständigkeit alles erlebt habe: Firmen gehen insolvent, man bleibt auf Rechnungen sitzen, man wird verklagt, und obwohl man im Recht ist, muss man sich einigen, um langjährige Rechtsstreite zu vermeiden. Ich habe so viele Fehler gemacht, manche waren so kostenintensiv, dass sie mich fast in den Ruin getrieben hätten, aber ich habe immer eine Lösung gefunden. Ab und zu frage ich mich, was noch alles passieren kann. *Shit Happens.* Aber auch in diesem Fall nicht aufzugeben und nach anderen Möglichkeiten zu suchen, das ist der eigentliche Erfolg. Fehler abzuhaken und unbeirrt weiterzumachen, das ist für mich Erfolg. Ich habe meine Resilienz und Fehlertoleranz über die Jahre durch ein paar Stellschrauben nachhaltig verbessert, und möglicherweise helfen dir die folgenden Tipps, mit Rückschlägen besser umzugehen.

1. Verstehe und lenke deine Emotionen

Gefühle zu erkennen und zu benennen, ist der erste Schritt, mit schwierigen Situationen besser umzugehen. Es geht nicht darum, dass du sie unterdrückst oder ignorierst, sondern darum zu lernen, wie du mit den eigenen Emotionen umgehen kannst. Angst, Wut, Frust und Neid sind nur ein paar negative Gefühle, die uns zurückhalten können. Zu wissen, wie du sie einordnen und daraus entstehende Bedürfnisse stillen kannst, ist essenziell. Du bist wütend. Warum? Was war der Trigger? Was kannst du jetzt tun, damit deine Wut sich legt? Jemand hat dich vielleicht verletzt und ignoriert deine Gefühle. Wirst du eine Entschuldigung einfordern? Oder hast du selbst etwas verbockt? Was ist deine Strategie, mit diesem Gefühl umzugehen? Was wäre eine akzeptable Lösung für dich? Nur wütend zu sein und einen Groll zu hegen, bringt keinem was.

2. Kontrolliere deine Impulse

Gerade wenn es mal schwierig wird, würden wir uns manchmal am liebsten unter der Bettdecke verkriechen, oder du verspürst den Impuls, komplett auszurasten und wild im Büro rumzuschreien – nur hilft das meistens auch nicht. Atme dreimal tief durch. Bremse den Impuls ab und konzentriere dich darauf, den Fokus nicht zu verlieren. Versuche dann, deine Aufgabe oder dein Problem aktiv mit Sinn und

Verstand anzugehen. Schieb es auch nicht auf und belaste dich unnötig länger damit. Du weißt längst, was zu tun ist, mach es und blende alles andere vorerst aus. Bei dir zu bleiben, beugt Stress und zusätzlichem Druck vor. Einen Schritt nach dem anderen!

3. Bleib optimistisch

Ich werde oft gefragt, wie ich in schwierigen Phasen noch so positiv bleiben kann. Auch ich liege zuweilen am Boden und denke: Fuck, wie mache ich denn jetzt weiter? Die Antwort: Ich habe gelernt, dass es mir nicht hilft, in Negativität zu verfallen. Ich rede die Dinge nicht schön oder versuche krampfhaft, Negatives zu ignorieren, aber ich kann aus jeder Situation das Beste machen, in der Hoffnung, dass es tatsächlich wieder besser wird. Die Realität anzuerkennen und trotzdem optimistisch zu bleiben, das macht nicht nur mehr Spaß, es ist auch effektiver, die eigene Energie nicht in Gedankenkreise zu stecken. Und voller Zuversicht geht's weiter. Der nächste Fehler wartet schon darauf, gemacht zu werden.

4. Und hinterher: Analysiere

Warum hat etwas nicht funktioniert? Warum bin ich gescheitert? War meine Wahl effektiv, oder sollte ich es beim nächsten Mal anders machen? Warum triggern mich bestimmte Menschen oder Situationen, und wie kann ich mich auf das konzentrieren, was ich geschafft habe? Wenn etwas nicht so funktioniert hat, wie ich das wollte, dann passe ich meine Strategie an oder entscheide mich für einen Abbruch, um Ressourcen zu sparen. Das gilt für das Arbeitsumfeld, aber auch im Privaten. Auf Dauer haushalte ich auf diese Weise viel besser mit meiner Energie, und mein Fokus liegt auf den positiven Dingen in meinem Leben. Du lernst immer aus Fehlern und daraus, etwas auszuprobieren. Auch wenn Fehler und Misserfolge erst mal Frustration auslösen, mit der Zeit wirst du viele Lösungsstrategien erlernen, sodass dich so schnell nichts mehr umhaut.

5. Love it, change it or leave it

Ich weiß nicht mehr, wann ich diesen Spruch das erste Mal gehört habe. Ich glaube, ich hatte noch *Snake* auf dem Handy, und polyphone Klingeltöne waren der letzte Schrei. Für mich ist er noch immer wahr! Du hast immer die Wahl, wie du mit deinem Schicksal umgehen möchtest. Schlimme Dinge passieren, das kannst du dir nicht aussuchen, aber ab dann liegt es in deiner Hand. Du kannst dein Wohlergehen und Glück beeinflussen, egal was das Universum dir vor die Füße wirft – und wenn es noch so schmerzlich ist. Wird es einfach? Nein! Aber du kannst lernen zu reagieren und versuchen, dich wieder freizukämpfen. Denn deine Reaktion auf etwas Negatives bestimmt, welchen Einfluss es auf dich hat. Kannst du noch etwas ändern, oder ist es besser loszulassen? Beides darf! Schlimm wäre es, deine Energie in ein aussichtsloses Unterfangen zu investieren, wenn es doch so viele andere wunderbare Dinge gibt, die du stattdessen verfolgen und lieben könntest.

6. Bleib flexibel

Das bringt uns auch schon zum nächsten Punkt. Wenn du resilienter werden möchtest, solltest du lernen, flexibler zu werden. Es wird nicht immer alles so laufen, wie du es dir wünschst, es gibt unerwartete Hindernisse, oder es dauert alles länger als gedacht. Kein Grund, sich entmutigen zu lassen! Bleib gelassen. Wollte ich immer eine junge Oberärztin werden? Ja! Wollte ich dann aber lieber eine Mama sein, die Zeit für ihr Kind hat? Ja! Kann ich beides haben, so wie ich das gut finden würde? Nein. War es ein Fehler, mich für ein Kind zu entscheiden? NEIN! Also treffe ich meine Entscheidungen und passe meine Handlungen an. Es gibt neue Ziele, neue Träume, die ich in die Tat umsetzen kann, und neue Hindernisse, die ich überwinden kann. YEHAAAA! Klar, Frust und Ärger und Trauer dürfen sein, aber halte dich nicht daran fest, sondern richte den Blick lieber nach vorne oder vielleicht auch zur Seite? Es gibt viele Seiten- und Nebenwege. Du musst sie nur finden. Umso flexibler du in deinem Denken bist, umso leichter wird dir das fallen.

7. Sei einfühlsam mit dir und anderen

Die Fähigkeit, sich anderen und dir selbst emphatisch zuzuwenden, wird noch immer weithin unterschätzt. Empathie ist eine Superpower, denn beziehungskompetente Menschen, die sich in die Gedanken- und Gefühlswelt einer anderen Person hineinversetzen können, sind viel mehr Perspektiven zugänglich. Mehr Perspektiven bedeuten mehr Möglichkeiten, flexiblere Denkmuster, ungewöhnliche Lösungen und damit auch die Möglichkeit, weit über das hinauszugehen, was mit den immer gleichen, alten Mustern zu erreichen ist. Das heißt auch automatisch: Alte Fehler können mit neuen Strategien bewältigt werden! Wende dich anderen und auch dir selbst einfühlsam zu: Du hast einen Fehler gemacht? Du hast eine Deadline nicht eingehalten? Du bist auf deinem Weg falsch abgebogen? Sei auch du selbst dir die Freundin, die dir in einem solchen Moment eine Schulter zum Anlehnen bietet und dir sagt: Ist schon gut! Wir alle machen mal einen Fehler, es ist halb so schlimm. Ich bin für dich da. Denk an die Gleichung: Wachstum ist Herausforderung mal Unterstützung. Wenn man Fehler gemacht hat, darf man sich auch immer an sein soziales Netz wenden – an Vorgesetzte und Verbündete. Man muss nicht jeden Fehler, den man alleine gemacht hat, auch alleine ausbaden.

Zuletzt: Vergiss nicht, du kannst deine Fähigkeiten trainieren – Resilienz gehört dazu! Versuche, neue Verhaltensweisen einzuüben, die dir helfen, besser mit Fehlern und Misserfolgen umzugehen. Wenn du merkst, dass es dir leichter fällt, Fehlschläge zu verkraften, wird es dir leichter fallen, Dinge auszuprobieren. Viel zu oft habe ich in meinem Leben gedacht, ich hätte Chancen verpasst oder würde hinterherhinken. Ich müsste schneller sein, meine Träume und Karriereziele zackig umsetzen, andere haben das ja schließlich auch geschafft. Dabei hinkte ich nicht hinterher. Hinter was auch? Einer Maßgabe, wann man was erreicht haben sollte? Jeder hat seine eigene Zeit für die großen Meilensteine des Lebens. Es gibt keine Regeln, wann was geschehen sollte. Jede*r geht einen eigenen Weg, im eigenen Tempo. Rückschläge gehören dazu. Ich wiederhole es noch einmal: Es geht nicht darum, sie zu vermeiden, sondern darum, wie wir damit umgehen. Glaube an dich, wage trotz allem immer wieder mutig etwas Neues, und halte dich an die folgenden Grundüberzeugungen, die mir geholfen haben, auf eine neue Weise mit Rückschlägen umzugehen:

~ Wir Menschen können uns bis ins hohe Alter verändern.

~ Man lernt nie aus.

~ Es wird einfacher, indem wir üben.

~ Alles braucht seine Zeit.

Nachwort

Ich habe lange gebraucht, mein goldenes Leuchten zu finden. Mein goldenes Leuchten ist das Gefühl oder besser der Zustand, den ich persönlich als meine Mission für mich definiert habe. Ich spüre das goldene Leuchten, wenn ich Wissen teile, wenn ich Patient*innen in aller Ruhe so behandle, wie ich es ganzheitlich für heilsam halte, wenn ich mit meiner Tochter um die Wette renne, wenn ich eine neue Idee für ein Produkt habe und diese auch umsetzen kann, wenn ich mit meinen eigenen Händen etwas baue oder erschaffe, wenn über der Pferdekoppel die Sonne untergeht und ich den Augenblick in jeder Zelle meines Körpers spüren kann. Es ist schwer zu erklären, aber in diesen Momenten fühle ich mich erfüllt und erfolgreich. Wahrscheinlich, weil ich dann ganz im JETZT bin und im Einklang mit meinen Werten und Überzeugungen handele, weil ich kreativ sein darf und bemerke, dass ich mein Leben gestalten kann. Ich fühle mich ganz frei und wirksam.

Ich habe lange gebraucht, um zu erkennen, dass Erfolg und Glück für mich ganz anders aussehen, als ich es immer dachte. Ganz anders, als es mein Umfeld für mich vorgesehen hatte. Beides hat für mich nichts mit der klassischen Karriereleiter zu tun. Es fiel mir wider Erwarten nicht schwer, einen weniger angesehenen Job auszuüben oder lange Zeit weniger zu verdienen als im Krankenhaus. Das alles konnte ich aber nur deshalb erfahren, weil ich fest davon überzeugt war, dass es für mich das Richtige war. Nachdem die Entscheidung gefallen war, fühlte es sich zu jeder Zeit nach meinem Weg an. Es fühlte sich zu jeder Zeit nach mir an, nach meinem Weg, trotz aller Rückschläge, aller Stolpersteine, allem gezahlten Lehrgeld. Auch heute falle ich regelmäßig auf die Nase. Der Unterschied ist: Es macht mir nichts mehr aus.

Das Leben ist kompliziert, wir Menschen sind kompliziert. Es zählt doch nur, trotz allem immer wieder den Funken zu finden, der dich zu deinem goldenen Leuchten zurückführt. Den Funken, der dir ein Grinsen in die Mundwinkel zaubert, der dich die Zeit vergessen lässt, der dazu führt, dass du den Moment ganz und gar genießen kannst. Und natürlich wirst du nicht den ganzen Tag in tiefer Zufriedenheit in dir ruhen und debil die Mundwinkel nach oben ziehen. Das Leben wird dir oft genug Schwerwiegendes vor die Füße werfen, sodass du nur noch schreien und weinen möchtest. Und dann machst du das, du schreist und du weinst, und dann stehst du wieder auf und gehst Schritt für Schritt weiter. Bist du noch die Gleiche? Nein, sicher nicht. Aber auch wer kriecht, kommt vorwärts oder rückwärts oder rollt sich auf den Bauch. Du wirst niemals so feststecken, dass es nicht irgendwie weitergeht.

Denn mal im Ernst: Ist es so schlimm, nicht genau zu wissen, wer man ist, wohin die Reise geht? Ich habe meinen Frieden damit geschlossen, dass ich dieses Rätsel wohl nie werde lösen können, und genau DAS ist eine Quelle für mein goldenes Leuchten. Denn diese Erkenntnis hat mir

Freiheit geschenkt, so zu sein, wie ich im JETZT und HIER bin. Die Freiheit, zu jedem Zeitpunkt ich selbst sein zu dürfen. Meine Meinungen und Ziele jederzeit über den Haufen werfen zu dürfen. Ich arbeite nicht mehr an einer zukünftigen, optimierten Version von mir selbst und verschiebe all meine glücklichen Momente und auch Erholung auf den Tag, an dem ich diesen angeblich perfekten Zustand erreicht habe. Ich mache das Beste aus JEDEM Tag und akzeptiere, dass ich genau heute genauso bin, wie ich bin. Mal gut und mal weniger gut. Daraus erwachsen immense Stärke und ein großes Potenzial. Ich brauche keinen ultimativen Masterplan mehr und keine Erklärung dafür, wie ich bin, ich darf einfach sein. Ich habe meine Werte und Visionen definiert, und das reicht. Ich bin da. Und von einem Tag zum anderen tue ich das, was mir entspricht. Denn auch das habe ich gelernt: Du musst dir das Glück nicht durch Leid verdienen, du darfst es einfach annehmen. Es ist nicht einfach gewesen, zu dieser Erkenntnis zu gelangen, und an dem ein oder anderen Tag kommt sie mir wieder abhanden. Dann hoffe ich darauf, dass mich jemand daran erinnert, was wirklich zählt. Dass ich möglichst bald erkenne: Ich bin genug. Dass es nicht lohnt, durch dieses Leben zu hasten. Also sieh es mir nach, wenn auch ich oft genug nicht das tue, was ich in diesem Buch rate. Wer ist schon perfekt?

Danksagung

Bücher haben in meinem Leben schon immer einen immens wichtigen Platz eingenommen, und es war immer mein Traum, irgendwann selbst eines schreiben zu dürfen. Ich möchte mich deshalb bei Ricarda und Thomas bedanken, die an mich und das, was ich der Welt zu sagen habe, geglaubt haben und nicht lockergelassen haben, damit es Realität wird.

Meine Gedanken und Ideen für dieses Buch zu sortieren, war schwieriger, als ich dachte. Zum Glück hatte ich meine zauberhafte Lektorin Antje an der Seite, die mir mit viel Herzblut und berührenden Gesprächen geholfen hat, mich selbst und dieses Buch klar zu sehen – so wie es jetzt ist. Es war mir eine außerordentliche Freude, mit dir zusammenzuarbeiten, und ich bedanke mich von Herzen für deinen Zuspruch und deine Expertise.

Es war sicherlich nie einfach, meine Eltern zu sein, meinen unermüdlichen Wunsch nach Input zu füttern, meine vielen Ideen und Projekte zu unterstützen und mir ausreichend Freiraum zu geben, um all meinen Träumen nachzujagen. Ich möchte mich deshalb für eure Geduld und vor allem die bedingungslose Unterstützung meiner Mama bedanken. Du hast mich noch nie gefragt, warum ich etwas mache, du lässt es mich einfach machen. Du verurteilst mich nicht, und du bremst mich nicht. Du warst immer da, und auch wenn du mich oft vielleicht nicht verstanden hast, hast du mir nie das Gefühl gegeben, gaga zu sein, auch wenn der Rest der Welt das vielleicht dachte. Danke, Mama.

Ich bin dir, Cathi, für immer dankbar, dass du durch jeden Erfolg und jede Niederlage meines Lebens mit mir gehst. Du bist Teil meiner inneren Stimme, und ohne dich und deinen unermüdlichen Zuspruch hätte ich oft nicht den Mut gehabt, den ich nun so vielen Frauen vorleben darf. Deine Fürsorglichkeit, dein Humor, deine Güte und dein unerschütterlicher Wille sind außerordentlich inspirierend, und ich danke dir, dass du all das seit so vielen Jahren mit mir teilst – *dunkle, verdrehte Schwestern* für immer und darüber hinaus!

Danke an alle, die jemals etwas Positives zu mir gesagt oder mich etwas gelehrt haben. Ich trage eure Worte in mir, und es bedeutet mir viel, wenn Wissen oder Liebe geteilt werden. Die Welt wird ein besserer Ort, wenn wir alle dazu beitragen, anderen beim Wachsen und Aufblühen zu helfen.

Let's blossom.

Quellen

I AM

D. Elmenhorst, E.-M. Elmenhorst et al. (2016), Recovery sleep after extended wakefulness restores elevated A1 adenosine receptor availability in the human brain. DOI: 10.1073/pnas.1614677114.

Y. Harrison, J. A. Horne (2000), The impact of sleep deprivation on decision making: A review. Journal of Experimental Psychology: Applied, Vol. 6 (3), September 2000, 236–249. DOI: 10.1037//1076–898x.6.3.236.

M. Lastella M., C. O'Mullan, J. L. Paterson, A. C. Reynolds (2019), Sex and Sleep: Perceptions of Sex as a Sleep Promoting Behavior in the General Adult Population. DOI: https://doi.org/10.3389/fpubh.2019.00033.

D. Koren, M. Dumin, D. Gozal (2016), Role of sleep quality in the metabolic syndrome. DOI: 10.2147/DMSO.S95120.

T. W. Kjaer, C. Bertelsen, P. Piccini, D. Brooks et al. (2002): Increased dopamine tone during meditation-induced change of consciousness. DOI: 10.1016/s0926–6410(01)00106–9.

A. Ariga, A. Lleras (2011), Brief and rare mental ‹breaks› keep you focused: Deactivation and reactivation of task goals preempt vigilance decrements. Cognition. DOI: 10.1016/j.cognition.2010.12.007.

University of Illinois at Urbana-Champaign, Brief diversions vastly improve focus, researchers find, Science Daily, 8. Februar 2011.

L. J. Bruce, L. A. Ricciardelli (2015), A systematic review of the psychosocial correlates of intuitive eating among adult women, Appetite, abrufbar unter: https://pubmed.ncbi.nlm.nih.gov/26474781/

N. Van Dyke, E. J. Drinkwater (2013), Relationships between intuitive eating and health indicators: literature review, Public Health Nutrition, abrufbar unter: https://pubmed.ncbi.nlm.nih.gov/23962472/

B. J. Wheeler, J. Lawrence, M. Chae et al. (2016), Intuitive eating is associated with glycaemic control in adolescents with type I diabetes mellitus. Appetite, abrufbar unter: https://pubmed.ncbi.nlm.nih.gov/26403933

A. L. Willig, B. S. Richardson, A. Agne et al. (2014), Intuitive eating practices among African-American women living with type 2 diabetes: a qualitative study, J. Acad Nutr Diet, abrufbar unter: https://pubmed.ncbi.nlm.nih.gov/24699138/

S. Boucher, O. Edwards, A. Gray et al. (2016), Teaching Intuitive Eating and Acceptance and Commitment Therapy Skills Via a Web-Based Intervention: A Pilot Single-Arm Intervention Study, JMIR Res Protoc, abrufbar unter: https://pubmed.ncbi.nlm.nih.gov/27742602/

F.L.P.Soares, M.H.Ramos, M.Gramelisch et al. (2021), Intuitive eating is associated with glycemic control in type 2 diabetes, Eat Weight Disord, abrufbar unter: https://pubmed.ncbi.nlm.nih.gov/32232778/

A.G.Dulloo, J.Jacquet, J.-P.Montani, Y.Schutz (2015), How dieting makes the lean fatter: from a perspective of body composition autoregulation through adipostats and proteinstats awaiting discovery, abrufbar unter: https://doi.org/10.1111/obr.12253

Tribole/Resch (2020), Intuitive Eating: A Revolutionary Anti-Diet Approach.

C.C.Simpson, S.E.Mazzeo (2017), Calorie counting and fitness tracking technology: Associations with eating disorder symptomatology, Eat Behavior, abrufbar unter: https://pubmed.ncbi.nlm.nih.gov/28214452/

K.Embacher Martin et al. (2018), Body dissatisfaction, neuroticism, and female sex as predictors of calorie-tracking app use amongst college students. Journal of American College Health, 3; 66(7): 608–16.

D.McCaig, M.T.Elliott, K.Prnjak et al. (2020), Engagement with MyFitnessPal in eating disorders: Qualitative insights from online forums. International Journal of Eating Disorders, 53(3): 404–11.

M.Mountjoy, J.Sundgot-Borgen, L.Burke et al. (2014), The IOC consensus statement: beyond the Female Athlete Triad—Relative Energy Deficiency in Sport (RED-S). BMJ, abrufbar unter: https://bjsm.bmj.com/content/48/7/491

L. Iversen, S. Sivasubramaniam, A. J. Lee et al. (2017), Lifetime cancer risk and combined oral contraceptives: The Royal College of General Practitioners' Oral Contraception Study, American Journal of Obstetrics and Gynecology; 216(6): 580.e1–580.e9.

H. R. Leveque, C. L. Pedersen (2012), Emerging adulthood: An age of sexual experimentation or sexual self-focus? The Canadian Journal of Human Sexuality, Vol. 21 (3–4) 2012.

J. L. Montesi, R. L. Fauber, E. A. Gordon et al. (2011), The specific importance of communicating about sex to couples' sexual and overall relationship satisfaction. *Journal of Social and Personal Relationships*, 28(5):591–609. DOI: 10.1177/0265407510386833.

D. A. Frederick, J. Lever, B. J. Gillespie et al. (2017), What Keeps Passion Alive? Sexual Satisfaction Is Associated With Sexual Communication, Mood Setting, Sexual Variety, Oral Sex, Orgasm, and Sex Frequency in a National U. S. Study, The Journal of Sex Research, 54:2, 186–201, DOI: 10.1080/00224499.2015.1137854.

D. F. Hurlbert, K. E. Whittaker (1991), The Role of Masturbation in Marital and Sexual Satisfaction: A Comparative Study of Female Masturbators and Nonmasturbators, Journal of Sex Education and Therapy, 17:4, 272–282, DOI: 10.1080/01614576.1991.11074029.

M. Lastella, C. O'Mullan, J. L. Paterson, A. C. Reynolds (2019): Sex and Sleep: Perceptions of Sex as a Sleep Promoting Behavior in the General Adult Population, abrufbar unter: https://doi.org/10.3389/fpubh.2019.00033

A. Hambach, S. Evers, O. Summ et al. (2013), The impact of sexual activity on idiopathic headaches: An observational study, Cephalalgia, 33(6): 384–389. DOI: 10.1177/0333102413476374

M. Willis, K. N. Jozkowski, W. J. Lo et al. (2018), Are Women's Orgasms Hindered by Phallocentric Imperatives? *Arch Sex Behav* 47, 1565–1576, abrufbar unter: https://doi.org/10.1007/s10508-018-1149-z

D. A. Frederick, H. K. St. John, J. R. Garcia et al. (2018), Differences in Orgasm Frequency Among Gay, Lesbian, Bisexual, and Heterosexual Men and Women in a U.S. National Sample, *Arch Sex Behav* 47, 273–288, abrufbar unter: https://doi.org/10.1007/s10508-017-0939-z

I LIVE

J. H. Fowler, N. A. Christakis (2008), Dynamic spread of happiness in a large social network: longitudinal analysis over 20 years in the Framingham Heart, Study BMJ; 337: a2338, DOI:10.1136/bmj.a2338.

N. A. Christakis, M. D., Ph. D., M. P. H., J. H. Fowler Ph. D. (2007), The Spread of Obesity in a Large Social Network over 32 Years. N Engl J Med 2007; 357:370–379.

I BLOSSOM

T. Betsch (2005), Wie beeinflussen Routinen das Entscheidungsverhalten?, Psychologische Rundschau 56(4): 261–270, DOI:10.1026/0033-3042.56.4.261.